Dr Paul CHAPRON

Le Purpura rhumatoïde

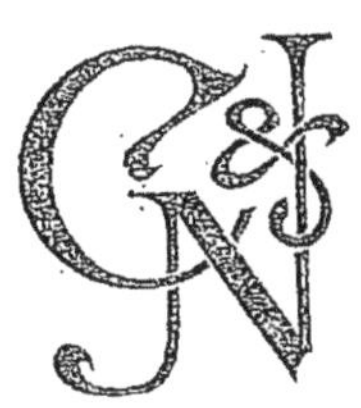

PARIS
GEORGES CARRÉ ET C. NAUD, ÉDITEURS
3, RUE RACINE, 3
—
1899

Dr Paul CHAPRON

e Purpura rhumatoïde

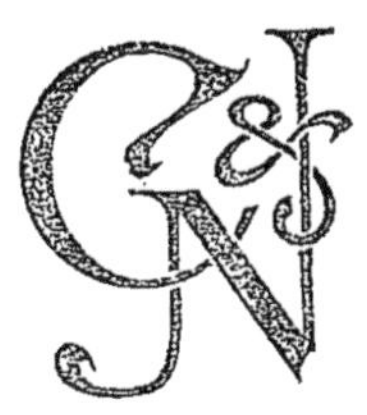

PARIS
GEORGES CARRÉ ET C. NAUD, ÉDITEURS
3, RUE RACINE, 3

1899

INTRODUCTION

Parmi les maladies qui, frappant à la fois l'adulte et l'enfant, présentent dans leur évolution et dans leurs manifestations des différences considérables, il en est peu qui offrent des tableaux cliniques aussi variables que le rhumatisme articulaire aigu. Chacun a rencontré, dans les services d'adultes, de malheureux rhumatisants blêmes, couverts de sueur, torturés par des douleurs qui, au moindre mouvement, s'exaspèrent... Peu à peu, ces pénibles symptômes s'atténuent, et, souvent, la maladie est suivie d'une guérison complète. L'enfant, au contraire, atteint de rhumatisme aigu, souffre à peine de ses articulations et, cependant, l'endocardite le guette et, avec elle, la péricardite plus grave encore. Aussi cet exemple doit-il nous enseigner à ne pas attacher une valeur trop grande au peu d'intensité que peuvent présenter les manifestations articulaires des maladies infantiles.

De ce nombre est le purpura rhumatoïde, maladie que nous désirons étudier ici, en comprenant ce type morbide tel que l'ont décrit Marfan (*in* Traité de Grancher, Comby, Marfan, t. II, p. 164) et, récemment, Apert dans sa thèse (1897). Mais nous avons été frappé de l'impossibilité d'établir une démarcation entre le purpura rhumatoïde et certaines formes du purpura infectieux, classées sous le nom de formes rhumatismales. Il faut, à notre avis, réunir en un seul type morbide de rhumatisme purpurique les cas de purpura rhumatoïde, qui sont les cas bénins et les cas de purpura infectieux à forme rhumatismale, qui sont les cas sévères d'une seule et même maladie. Ainsi se trouvera modifiée la classification des purpuras, classification qui, d'ailleurs, ne peut être que provisoire, tant que l'agent pathogénique, microbe, toxine ou diastase, ne nous sera pas connu.

CHAPITRE PREMIER

HISTORIQUE

C'est en 1745, dans le *Commercium noricum,* que Werlhof décrivit, pour la première fois, le « *Morbus maculosus hæmorrhagicus* », dont il fit un type clinique différent du scorbut.

En 1752, Lind, dans une étude sur le scorbut que Werlhof venait de séparer du purpura, signale, sans qu'on puisse conclure de sa description qu'il ait vu du purpura rhumatoïde, la coïncidence de douleurs et de gonflement dans les membres avec les hémorragies cutanées et viscérales de quelques maladies.

En 1826, Schönlein décrit la « *Peliosis rhumatica* », syndrome qui réunit du malaise, un état gastrique, une poussée de pétéchies limitées au cou-de-pied, au genou, mais atteignant quelquefois la main et le coude.

William et Bateman, au début du XIXe siècle, rangent le purpura parmi les exanthèmes. Rayer, dans son Traité des maladies de la peau, se rallie à la théorie de Bateman. Il a le mérite de remarquer que certains cas ne présentent aucune manifestation fébrile et il distingue les purpuras avec ou sans fièvre.

Bucquoy, en 1855, consacre au purpura hémorragique idiopathique sa thèse inaugurale. Duriau et Maximin Legrand, dans un excellent mémoire paru en 1858 dans la *Revue médicale,* établissent la parenté du purpura rhumatoïde et des érythèmes noueux, en rapprochant les circonstances étiologiques et les cas observés.

Malgré Lasègue, qui, en 1877, semble vouloir revenir au *Morbus maculosus* de Werlhof, la séparation du purpura et du rhumatisme indiquée dans la thèse de Ferrand (1862) va s'affirmer de plus en plus. Les travaux de Mollière (1873), la thèse de Vernier (1833), les remarquables travaux de Faisans (1882), Mathieu (1883), Sortais (1895), Apert (1897), les articles de MM. Hutinel et Marfan systématisent le purpura.

Dans la classification actuelle du purpura, on distingue les affections où le purpura apparaît comme un symptôme secondaire : *purpuras secondaires,* et les affections où la tendance hémorragique est la caractéristique de la maladie : *purpuras primitifs.*

Dans la première catégorie se placent les purpuras mécaniques qui s'observent chaque fois que l'équilibre circulatoire est rompu. A cette classe appartiennent les taches ecchymotiques qui suivent la quinte de la coqueluche ou les convulsions de l'épilepsie, les décompressions brusques (maladie du caisson), les taches purpuriques qui apparaissent au cours des œdèmes par phlébite, varices ou maladies organiques du cœur.

A cette première catégorie sera aussi rattaché le *purpura nerveux* (Marfan). On réunira sous ce nom toutes les apparitions purpuriques qui s'observent au cours d'affections nerveuses bien définies. Ainsi les sueurs de sang des hystériques, les taches qui témoignent de la nature des douleurs fulgurantes des ataxiques, les pétéchies des sciatiques aiguës.

Mais le groupe le plus important des purpuras secondaires est constitué par les purpuras des maladies infectieuses et toxiques. Dans un avenir prochain, ce groupe réunira sans doute beaucoup de faits qui ne s'en trouvent séparés que provisoirement. Il est probable que lorsque nous saurons cultiver un plus grand nombre de germes, ou que des recherches chimiques nous permettront d'avoir des notions plus précises sur les toxines, les purpuras de la fièvre typhoïde, de l'ictère grave, etc..., et ceux des grandes intoxications nous sembleront différer beaucoup moins des purpuras dits *primitifs*.

Les *purpuras primitifs* se ramènent à trois types : 1° la *maladie de Werlhof*, type très spécial, dont Marfan a donné une description définitive ; 2° le *purpura infectieux* qui, comme toutes les maladies infectieuses, présente toutes les variations, depuis les formes les plus bénignes jusqu'aux formes foudroyantes ; 3° le *purpura rhumatoïde*, type clinique caractérisé par des douleurs articulaires, des phénomènes gastro-intestinaux et des pétéchies.

Nous avons dit, en commençant cette étude, qu'il nous semblait nécessaire de réunir sous le nom de *rhumatisme purpurique* le purpura rhumatoïde et la forme rhumatismale du purpura infectieux. Nous essayerons de montrer que tout concorde à établir l'origine infectieuse du purpura rhumatoïde : son étiologie où l'on note souvent une maladie infectieuse, la pathogénie et les complications cardiaques dont nous rapporterons une observation personnelle. Dès lors disparaît toute distinction avec la forme rhumatismale du purpura infectieux, si l'on admet qu'il est impossible de séparer les formes légères des formes sévères d'un même syndrome morbide.

D'ailleurs, comme le dit Marfan, entre le purpura infectieux et le purpura rhumatoïde, il y a des faits de passage qui établissent la transition.

CHAPITRE II

ÉTIOLOGIE

Dans l'étiologie du purpura rhumatoïde on relève tout d'abord une série de causes banales, invoquées chaque fois qu'on se trouve en présence d'une inconnue : le refroidissement, la fatigue, les émotions, le traumatisme. Depuis les travaux de Besnier, le rhumatisme n'est plus considéré comme un élément étiologique de la maladie. Mais le surmenage et les infections, les infections légères de préférence, jouent ici un grand rôle. A. Mathieu et Litten citent la blennorragie comme pouvant provoquer l'apparition du purpura rhumatoïde, Marfan signale l'angine, A. Schwab, la pleurésie à pneumocoques. Ce dernier auteur croit pouvoir conclure du cas observé par lui que le purpura rhumatoïde, considéré comme d'origine arthritique, relève souvent d'une infection qui passe inaperçue.

Nous croyons utile de reproduire ici cette intéressante observation :

Le nommé Auguste Bal..., âgé de 37 ans, palefrenier, d'une constitution robuste, entre le 27 avril 1893, dans la salle Gérando, service du Dr Talamon, à Tenon.

Antécédents héréditaires. — Père mort d'accident en 1879. Mère bien portante. Il a eu 9 frères ou sœurs : 2 sœurs sont mortes en bas âge, 1 est morte poitrinaire ; 1 frère est mort de pneumonie. Les autres sont bien portants.

Comme *antécédents personnels*, rien à signaler. Jamais de maladie dans l'enfance ; influenza en 1890. Cet homme petit, bien musclé, d'apparence très robuste, est habituellement d'une bonne santé.

Pas de signes d'éthylisme ; un peu de névropathie.

Début de l'affection actuelle. — Il y a une dizaine de jours, le malade remarqua que son appétit diminuait, qu'il était mal en train. Il continua cependant son travail quand, le 18 avril, apparut un point de côté d'intensité alors modérée qui gênait la respiration. Le lendemain, cependant, il put encore travailler, mais, le 20 avril, la douleur devint plus vive avec sensation de constriction thoracique qui l'empêchait de marcher, de se baisser, et de faire de grands mouvements. Puis, le point de côté rendant la respiration très pénible, le malade doit s'aliter.

Pas d'expectoration. Toux sèche. Anorexie, courbature générale.

Il dut se présenter à la consultation le 27 avril.

Le soir de son entrée, Temp. 39°.2.

28 *avril.* — Temp. 38°,5. On trouve du côté *gauche* tous les signes d'une *pleurésie avec grand épanchement* : matité absolue, abolition complète des vibrations thoraciques, souffle expiratoire, rude en haut, pectoriloquie aphone. En avant, disparition de la sonorité au niveau de l'espace de Traube et déviation du cœur dont la pointe vient battre entre le sternum et le mamelon.

Dyspnée modérée. On fait immédiatement une ponction évacuatrice et on retire 1 litre 1/2 de liquide citrin séro-fibrineux. Rien à signaler du côté des autres organes. Pas d'albumine dans les urines.

Le soir, 38°,9.

29 *avril.* — Temp. 39°, 38°,8. Les signes de grand épanchement qui, la veille, s'étaient atténués après la ponction, réapparaissent.

On fait une nouvelle ponction et on retire 1 litre de liquide séro-fibrineux. Cette ponction soulage beaucoup le malade.

Les jours suivants, respiration plus libre, mais les signes d'un épanchement subsistant toujours avec disparition de l'espace de Traube, on fait une troisième ponction le 3 mai qui donne issue à 1,500 grammes de liquide toujours séro-fibrineux.

La température, pendant ces quelques jours, oscille autour de 38°.

Les jours suivants, l'espace de Traube redevient sonore, le skodisme est très net dans le creux sous-claviculaire, la pointe du cœur se rapproche du mamelon.

État général cependant moins bon ; facies pâle, anorexie ; le malade s'inquiète de son état. La température donne 38°.

L'examen attentif des sommets reste négatif au point de vue de la tuberculose.

Cependant, à la base gauche, en arrière, persistance de liquide et le 12 mai une quatrième ponction retire 1 *litre de liquide séro-fibrineux*. T. 38°, 38°,2.

Pendant la fin du mois de mai, les signes de pleurésie s'atténuent : espace de Traube normal, pectoriloquie aphone et souffle pleurétique disparaissent ; mais la matité subsiste dans les 2/3 inférieurs du thorax à gauche. Dans cette région, respiration abolie. Au sommeil, expiration légèrement soufflante. Une ponction exploratrice, faite le 22 mai, reste sèche. Mais le malade se plaint de maux de tête, de douleurs d'estomac, anorexie très prononcée, amaigrissement et faiblesse générale. La température oscille constamment autour de 38°, la température du matin étant de 1° environ inférieure à celle du soir.

Au commencement du mois de juin, sensation de constriction à la base du thorax ; en même temps la région lombaire devient douloureuse spontanément et à la pression ; de même la région de la nuque. Là, la douleur est continue, avec exacerbations la nuit, troublant le sommeil et immobilisant la tête et le cou dans l'attitude du torticolis gauche. Le malade est affaissé, apathique, s'inquiétant fort de son état, il a de la céphalalgie et des zones douloureuses le long du rachis. La douleur de la nuque cède à l'application d'un vésicatoire. Bien plus tenaces sont les douleurs que le malade accuse dans les bras et les jambes. Les membres, en effet, sont le siège d'un endolorissement continuel, mais, de plus, les membres sont de temps en temps sillonnés par des douleurs en éclairs.

Ces élancements occupaient les 4 membres. En outre, les bras, et surtout le bras droit, sont le siège de fourmillements qui prédominent aux extrémités. Ces fourmillements engourdissent les mains, si bien que parfois le malade est dans l'impossibilité de tenir un objet. Tous ces phénomènes persistent la nuit.

La sensibilité générale n'est pas modifiée ni au toucher, ni à la piqûre, ni à la chaleur. Un peu d'hyperesthésie seulement au pincement. Pas de douleurs à la pression des troncs nerveux.

Réflexes tendineux normaux.

Le malade est triste, abattu. Il ne peut marcher, les jambes fléchissent sous lui.

De plus, par intermittence, les muscles des membres sont le siège de contractions fibrillaires fréquentes accompagnées d'une sensation bizarre d'agacement. Ces contractions n'ont pas lieu dans les muscles de la face.

Pas de troubles des sphincters. Les membres sont amaigris par le repos du lit et la mauvaise alimentation du malade.

Température oscille autour de 38°. Traitement : Quinine et antipyrine.

Vers le 1er juillet, on fit au malade 2 piqûres d'huile camphrée dans le dos avec pansement antiseptique humide au sublimé à 1/2000. Le lendemain, gencives rouges et un peu tuméfiées.

Salive abondante. On refait le pansement à l'eau boriquée.

4 juillet. — Taches de dimensions variées près de la grande plaque érythémateuse. Certaines s'effacent sous la pression. Ni douleur ni démangeaisons à leur niveau. La bouche : même état.

Douleurs des jambes diminuent ; celles des membres supérieurs ont disparu.

5 juillet. — Quelques taches près de la dernière côte, sur les fesses, sur les membres supérieurs, sur les cuisses et les jambes et le dos du pied gauche.

Coliques vives avec diarrhée accompagnée de filets de sang.

Anorexie, nausées, vomissements bilieux. T. 38°.

6 *juillet*. — Coliques, diarrhée liquide, vomissements.

Gencives rouges, saignantes. Salivation exagérée. Taches rouges plus nombreuses ; les anciennes deviennent violacées ou pâles.

Au pied taches confluentes lie de vin de la grandeur d'une pièce de 5 francs. Au coude droit douleur profonde avec rougeur de la peau. Douleurs des membres inférieurs disparues.

7 *juillet*. — Coliques, diarrhée avec filets de sang. Vomissements.

Taches sur l'abdomen et aux bras. Salivation abondante. Haleine fétide, dents branlantes.

11 *juillet*. — Genou droit rouge. Ulcération des gencives.

Ganglions sous-maxillaires.

Les vieilles taches pâlissent, les plus jeunes se foncent davantage.

État général très mauvais. Teint pâle, terreux. Le malade ne peut plus mastiquer à cause de l'état des gencives.

12 *juillet*. — Diarrhée, fils de sang ; coliques.

La lèvre inférieure s'œdématie ; *plaque noire* dure et sèche dans la commissure droite. T. 38°. P. 108.

Pas de souffle au cœur ; rate grosse et douloureuse. Plus de douleurs dans les membres. — Éruption nouvelle de taches sur la région antéro-externe des bras, au ventre en forme de corymbe. A la paupière supérieure, sugillations et œdème blanc.

Taches rouges sur l'oreille gauche. — Du côté de la plèvre : une ponction reste sèche. Matité des 2/3 inférieurs du poumon gauche ; murmure respiratoire faible et lointain ; au sommet respiration soufflante.

14 *juillet*. — État général mauvais. — Plaque de la commissure droite s'est étendue ; elle égale la dimension d'une pièce de 50 centimes.

Haleine repoussante, gangreneuse.

20 *juillet.* — La plaque noire se soulève. Diarrhée. Fièvre. — Plus de trace de purpura sur la peau.

22 *juillet.* — L'escarre s'élimine.

25 *juillet.* — Un noyau de sphacèle apparaît à la pointe de la langue.

27 *juillet.* — Nouvelle plaque dans la commissure droite intéressant la joue. Urine non albumineuse, mais contenant beaucoup d'indican.

Les jours suivants la gangrène continue à la joue et à la lèvre. Fétidité de l'haleine. Alimentation difficile.

Le malade se cachectise.

Au mois d'août, la gangrène atteint son maximum.

Commissure droite de la bouche a disparu. Toutes les dents de la mâchoire inférieure sont tombées. Petit à petit le processus de la langue se limite et le bourgeonnement se fait.

État général meilleur. Alimentation plus aisée. Au mois de septembre le malade subit une opération autoplastique. La brèche ne comprend plus que la 1/2 de la lèvre inférieure. — Le vestibule de la bouche a disparu à droite et en bas.

L'autoplastie se fait le 20 septembre. La cicatrisation a vite lieu.

31 *octobre.* — État général bon. Pas de troubles digestifs ; plus d'amaigrissement ; pas d'atrophie musculaire. Plus de douleurs ni de fourmillement. Le purpura n'a plus reparu.

Rien à signaler du côté droit des poumons, à gauche, léger aplanissement du thorax, un peu de submatité à la base. Rien au sommet. En somme la guérison semble complète.

(SCHWAB, *Médecine Moderne*, 8 nov. 1893.)

Nous donnons plus loin d'autres exemples aussi frappants de l'origine infectieuse du purpura rhumatoïde. Mais dans cet ordre d'idées rien ne semble plus net que l'observation rapportée par Marfan d'un purpura rhumatoïde qui récidive sous la forme d'un purpura infectieux bénin.

Alfred G..., âgé de 9 ans, entre à l'hôpital au mois de février 1892, pour une angine simple; au cours de sa maladie apparaissent des douleurs dans les jointures du muscle inférieur et de l'œdème des mollets; puis se montre une éruption purpurique des jambes, et en même temps l'enfant est pris de vomissements répétés avec douleurs gastriques, de coliques, de diarrhée et de mélæna. Plus tard il a une hématurie. Au cours de ce purpura, apparaît un souffle systolique mitral très intense. L'enfant sort à peu près guéri trois semaines après; il garde toujours le souffle mitral.

Dans le reste de l'année 1892, il avait eu chez lui trois attaques successives de purpura, toutes très longues. Pendant les premiers mois de l'année 1893, il est en bonne santé.

Le 25 avril 1893, on le ramène à l'hôpital avec un purpura à taches larges et confluentes sur les jambes, les cuisses et les membres inférieurs: il a été pris trois jours avant de fièvre et de mal de tête: à l'entrée, il est apyrétique, il n'éprouve aucune souffrance; il n'y a ni trouble digestif, ni arthropathies; le souffle cardiaque a disparu.

Quinze jours après l'enfant sort guéri.

(Grancher, Traité des Maladies de l'enfance, t. II, p. 167.)

On conçoit par ces exemples que Mathieu, dès 1883, ait pu écrire qu'il est souvent difficile de séparer la forme fébrile du purpura rhumatoïde des autres infections à forme rhumatismale. Seuls, sans doute, les microbes diffèrent, et, malheureusement, ils sont inconnus.

Un autre fait, d'ailleurs, doit être noté. Le purpura rhumatoïde, affection qui se rencontre surtout dans l'enfance et en particulier vers la sixième et la onzième année, frappe plus fréquemment les garçons que les filles et obéit ainsi à la loi générale des maladies infectieuses.

CHAPITRE III

SYMPTOMES

En général, le purpura rhumatoïde est précédé de prodromes, et ces prodromes ressemblent tellement à ceux des maladies infectieuses, de la grippe par exemple, qu'il est, dès l'abord, difficile d'admettre une différence essentielle de nature entre ces affections. On note, à ce moment, une lassitude générale, une courbature intense, de la fatigue, des douleurs qui ne sont pas encore localisées et qui occupent la continuité des membres. A côté de ces symptômes, on constate un état gastrique, une langue sale, un état saburral des voies digestives antérieures, de l'anorexie et quelques vomissements. En même temps la fièvre s'allume et, si l'on observe rarement de très hautes températures, le thermomètre oscille souvent pendant quelques jours entre 37°,5 et 38°,5. Quelquefois il atteint pendant un jour ou deux 39°. Ce sont-là encore de bons arguments en faveur de la nature infectieuse du purpura rhumatoïde.

Au chapitre de l'étiologie, nous avons noté l'angine, la pleurésie purulente et la blennorragie. Comme prodrome on trouve aussi la pneumonie ainsi que le montre l'observation suivante empruntée à la thèse de Dircks Dilly, Paris, 1878 (Obs. XV).

Une petite fille de 11 ans, de complexion assez délicate, était convalescente d'une pneumonie. Elle avait quitté le lit depuis peu de jours, quand elle fut prise tout à coup de douleurs aiguës dans les 2 genoux, lesquels se couvrirent aussitôt, ainsi que les jambes et les cuisses, de taches nombreuses, de la dimension d'une lentille, et dont la nuance variait du rouge au jaune brun.

Ces taches ne disparaissaient pas sous la pression du doigt. Elles environnaient presque toute la base d'un pois faisant saillie à la surface de la peau. L'épanchement sanguin paraissait avoir son siège dans le voisinage d'un follicule pileux. La poitrine et les organes abdominaux ne présentaient rien d'anormal. Le sommeil était bon ainsi que l'appétit; aussitôt que la malade se mettait au lit, les taches et les douleurs disparaissaient pour se reproduire dès qu'elle se levait et marchait.

Prescription: 15 gouttes 4 fois par jour d'un mélange de 6 grammes de vin de colchique, de 4 grammes de vin stibié et de 2 grammes de teinture d'opium safrané.

Je ne puis obtenir des parents que leur fille gardât le lit; toutefois les taches se dissipèrent au bout de 8 à 10 jours; il s'était alors déclaré une diarrhée muqueuse assez abondante.

La petite malade avait habité une mansarde froide et humide pendant la durée de sa pneumonie et les premiers jours de sa plèrose.

D'autre part, Dircks Dilly relate ensuite dans sa XVIe observation l'histoire d'un enfant qui, également après une pneumonie, fait un purpura. Mais cette fois il s'agit d'un purpura dit infectieux, mortel. Ainsi, comme le dit M. le Pr Hutinel (*Semaine Médicale,* 1890, p. 106) : « En comparant les cas bénins aux cas graves, on voit qu'il n'y a pas entre eux de différence essentielle; on passe insensiblement des uns aux autres. Aussi y a-t-il lieu de supposer qu'il s'agit là d'une même maladie infectieuse modifiée par les tempéraments ou par les infections secondaires ».

Après la période prodromique, l'affection s'installe et trois symptômes essentiels la caractérisent : l'*éruption*, les *douleurs articulaires*, les *troubles gastro-intestinaux*.

L'*éruption* présente un aspect clinique bien particulier. Elle est formée de taches lenticulaires (pétéchies) d'un diamètre variant de celui d'une tête d'épingle à celui d'une pièce de vingt centimes. Ces pétéchies ont les dimensions des taches dues aux morsures de puces, mais elles ne présentent pas la trace centrale de la morsure. Elles sont d'une coloration rouge vif qui pâlit rapidement et qui avant de disparaître va passer par toutes les teintes qu'affecte ordinairement le sang extravasé avant de se résorber. D'autres fois la tache pâlit simplement et disparaît. Ces différences tiennent à la nature même de la tache qui, le plus souvent, forme une véritable hémorragie et parfois est due à une dilatation paralytique et excessive des capillaires. Nous reviendrons sur ce sujet en étudiant la pathogénie.

Chaque tache évolue en une semaine environ. Jamais ces taches typiques ne forment saillie. Il n'en est pas de même lorsque la pétéchie est située au niveau d'un bulbe pileux. Elle affecte alors l'apparence d'une légère papule brunâtre, légèrement discoïde ou acnéiforme au centre de laquelle émerge le poil. Jadis cette pétéchie spéciale était considérée comme caractéristique du scorbut. Elle a été depuis observée dans les formes les plus variées du purpura et en particulier dans le purpura rhumatoïde.

L'éruption n'est ni douloureuse, ni prurigineuse. Elle siège sur les membres inférieurs, plutôt sur la face externe que sur la face interne, plutôt à leur extrémité qu'à leur naissance, d'une façon symétrique avec une légère prédominance au niveau des articulations. Cette disposition symétrique sur lesquels ont tant insisté les différents auteurs n'est pas absolue. L'éruption peut être unilatérale, comme dans l'observation III de la thèse d'Apert (1896) où l'affection survient après une angine érythémateuse :

X..., 11 ans, entrée le 10 août 1896, salle Gillette, n° 21, pour un purpura du membre inférieur droit.

Ce purpura consiste en très fines macules hémorragiques formant un pointillé rouge vif sur le dos du pied et jusqu'à mi jambe. Absolument aucune tache ailleurs.

Pas de douleurs, ni spontanées, ni provoquées, pas de fièvre, aucun trouble de la santé générale.

L'enfant raconte qu'elle a déjà eu la même maladie, et au même endroit il y a 3 ans.

Quatre jours avant d'entrer, elle a eu de la fièvre, de la céphalalgie et mal à la gorge. Quand nous voyons l'enfant le lendemain de son entrée, la gorge est encore rouge, les amygdales grosses. Un ensemencement sur gélose nous donne du streptocoque et du staphylocoque blanc.

Examen des viscères. — Le cœur est gros, la pointe bat dans le sixième espace sur la ligne mamelonnaire : tendance au bruit du galop ; léger nuage albumineux dans l'urine ; pas d'œdème. Il existe donc une néphrite légère.

Ensemencement de sang pris au niveau d'une tache : aucune culture. Ensemencement du sang de l'index : aucune culture.

Numération des éléments du sang. R 4.030.000; B 9.300. Coagulation rapide. Rétraction du caillot au bout d'une demi-heure.

Cependant cette poussée purpurique ne sera pas unique. Avant même qu'elle soit effacée, on va constater une deuxième et une troisième poussée, réunissant ainsi au même siège, tout en laissant la face et le tronc indemnes, des taches d'âge différent, dont aucune ne disparaît par la simple pression. Ces nouvelles poussées ne se traduisent parfois par aucun phénomène général, mais souvent l'état saburral augmente, la température s'élève comme si l'infection causale entrait dans une nouvelle phase.

L'éruption survient le deuxième jour de la maladie, en même temps que les phénomènes articulaires; mais il n'en est pas toujours ainsi et les deux observations qui suivent nous montrent qu'elle peut n'apparaître qu'après les douleurs, de même qu'elle peut les précéder. Dans le premier cas, il semble bien difficile de faire le diagnostic avec le rhumatisme infectieux.

La première observation est extraite de la thèse d'Oriou, 1877.

L..., 27 ans, coiffeur, entré le 17 février 1875, sorti le 24 avril 1875.

Etant enfant, otites, glandes. Fièvre typhoïde à 12 ans.

Il y a huit jours il a eu une première attaque de douleurs qui débuté par le petit doigt. Le lendemain elles occupaient le genou gauche. Rien à droite.

Depuis 4 jours apparition de taches de purpura à gauche sur toute la hauteur du membre inférieur, aussi bien en avant qu'en arrière, abondantes et colorées surtout au niveau de la cheville gauche. Derrière la malléole externe gonflement mais diffus; le mouvement est un peu douloureux dans l'articulation tibio-tarsienne.

Quelques taches à la face antérieure de la cuisse et à la partie interne de l'articulation du genou droit.

Le 21 *février*. — Erysipèle à la face (fièvre) existant au côté gauche, près de l'angle interne de l'œil. Un peu de rougeur à la pommette. Ipéca stibié.

L'éruption a gagné la ligne médiane et réuni les deux plaques; le malade tousse, bronchite.

Le purpura a complètement disparu.

Le 23. — Toute la face et le front sont envahis. P. 136.

Le 25. — Le cuir chevelu est envahi; délire cette nuit. P. 126. Hémoptysie, râles disséminés, quelques sons crépitants à droite.

Le 27. — Gros râles muqueux à gauche. Récidive de l'érysipèle à droite.

(ORIOU, *Thèse*, Paris, 1877, Obs. IX.)

Comme Oriou le fait remarquer, la survenue d'un érysipèle provoque la disparition de l'éruption purpurique. Ce sont là des phénomènes biologiques auxquels nous sommes accoutumés.

La deuxième observation est extraite de la *Gazette hebdomadaire* (1876). — Elle constitue l'observation I du travail de Couty, sur lequel nous reviendrons au chapitre de la pathogénie.

Charles G..., 18 ans, enfant de troupe, entre le 20 mars 1876, salle 24, lit 49, hôpital du Val-de-Grâce, service de M. Villemin. Pas d'antécédents héréditaires, hémophiliques ou autres, pas de maladie antérieure, pas de diathèse, scrofule, etc.; mais l'enfant est peu musclé; pâle, d'aspect anémique; muqueuses légèrement décolorées; pas de souffles cardiaque ou vasculaires; viscères normaux, hormis le corps thyroïde, qui forme une masse bilobée, légèrement douloureuse à la pression, sans consistance spéciale et assez volumineuse, environ comme un petit œuf de poule étalé ; cette tumeur aurait toujours existé, d'après l'enfant. L'état général est bon, l'appétit conservé ; pas de fièvre ; temp., 36°,8 ; pas de céphalalgie, pas de troubles viscéraux. On constate sur la peau des taches rouges violacées à bords nets, environ de 5 à 15 millimètres de diamètre, ne disparaissant pas par la pression et ne faisant pas de saillie appréciable, taches assez abondantes mais bornées aux membres inférieurs et supérieurs. Cette éruption de purpura s'est faite la veille, 19 mars, dans l'après-midi, sans cause appréciable, hygiénique ou autre, sans prodromes ; elle ne s'est accompagnée d'aucun autre trouble ; toutes les muqueuses sont saines, uniformément colorées. Pas d'albumine dans les urines.

Le 21 et le 22. — L'état général reste bon ; le malade mange avec appétit, se promène, etc. Les taches, déjà jaunâtres, sont en voie de résorption quand, le soir du 22, l'enfant est pris brusquement de coliques violentes qui empêchent le sommeil. Pas d'évacuation alvine ; pas de vomissements.

Le 23. — Plus de coliques ; le malade est un peu fatigué.

Le 24 et le 25. — L'état général est redevenu très bon, les taches ont disparu, quand, dans la nuit du 25, se produit une nouvelle poussée de purpura, moins abondante que la première, et comme elle survenue sans prodromes ni symptômes spéciaux.

Le 26. — On constate, entre ces taches, un œdème périmalléolaire mal limité, peu rouge, qui persista 4 ou 5 jours, rendant les mouvements des pieds douloureux sans empêcher la marche.

Le soir, nouvelles coliques assez violentes et quelques vomissements verdâtres.

Le 28. — Taches nouvelles, œdème presque disparu. L'état général est bon, l'appétit revenu.

Le 4 *avril*. — On croyait l'enfant guéri. Quatrième éruption de purpura considérable sur les membres et portant aussi sur le tronc, sans modification marquée de l'état genéral.

Le 8. — Coliques très violentes durant la journée entière ; vomissements répétés. La nuit sommeil.

Le 9. — Plus de coliques. Température 37°,7. Le soir, quatrième éruption de purpura très abondante sur les membres, le prépuce et même la face et le tronc.

Le 10. — On constate cette éruption. Pouls normal, appétit. Température, matin 36°,8, soir 37°,2.

Le 11. — Matin, température 36°,4.

Le 12. — Matin, température 36°,9. Toujours absence de toute sorte de troubles généraux pendant ou après les accès ; les crises intestinales seules ont paru fatiguer un peu momentanément le malade.

Le 12. — Cinquième éruption de purpura datant de la veille. Poignets enflés et douloureux. Température : matin 36°,9 ; soir 38°,2.

Le 13. — Température : matin 36°,6 ; soir 37°,6. Dans la nuit, coliques violentes et vomissements verdâtres qui persistent le 14 au matin. Le ventre est très rétracté, douloureux à la pression légère ou profonde. Il y a eu une seule selle, solide, normale. Pouls, 76. Pas de céphalalgie ni d'autres troubles. Température : matin 37°,6 ; soir 37°.

Le 15. — Les coliques persistent. Ventre toujours rétracté mais soulagé par une large pression. Température : matin 36°,4 ; soir 36°,8 ; soir 37°,8.

Le 17. — Appétit. Dans la nuit deux selles glaireuses, jaunâtres, mêlées de 30 à 40 grammes de sang très rouge. Le soir, très légère épistaxis. Température : matin 37° ; soir 37°,8.

Le 18. — Coliques violentes accompagnées de vomissements ; 2 selles demi-solides, très noires, mélaniques.

Le 20, matin. — Meilleur état. Le soir, coliques et vomissements.

Dans la nuit, légère éruption de purpura sous les bras.

Le 21. — Pas d'accidents. On fait une piqûre à la pulpe de l'index, et l'on compte les globules avec l'appareil Malassez. 2,800,000.

Le 22. — Coliques violentes et vomissements. Œdème léger, indolore des paupières.

Le 24 et le 25. — Plus de coliques. L'appétit revient.

Le 26. — Coliques et vomissements abondants. Nouvelle numération faite avec soin. 2,350,000 globules.

Le 27. — Coliques persistantes.

Du 28 *avril* au 15 *mai*. — Le malade, un peu fatigué les jours précédents, va mieux. L'appétit revient, le facies est meilleur ; un peu de constipation.

Le 29 avril, le 1er et le 3 mai, trois poussées très peu abondantes de purpura. Température : le 1er mai matin, 36°,2, soir 36°,8 ; le 2, matin 36°,4, soir 36°,8 ; le 3, matin 36°,4, soir 36°,8.

Le 5 *mai*. — Coliques violentes, vomissements bilieux, urines légèrement louches, donnant par l'ébullition un précipité dissous par l'acide azotique. Température : le 4 mai, matin 36°,4, soir 37°,2 ; le 5, matin 37°, soir 38°.

Le 8 et le 9 meilleur état. Un peu d'appétit, légère constipation.

Le 9. — Légères coliques, quelques taches.

Le 10. — Eruption très peu abondante.

Le 11. — Le malade se promenait, quand il est pris subitement, à 3 heures du soir, de coliques atrocement douloureuses. Je pus l'observer à 3 h. 3/4 et je constate une éruption de taches très nombreuses rouge vif, légèrement saillantes à la vue ou à la palpation, siégeant sur tout le corps et principalement au niveau des articulations. Les coliques, excessives, arrachent des cris au malade, qui est replié sur lui-même, couché sur le côté, le facies étiré, presque abdominal ; le ventre est rétracté, surtout vers l'épigastre ; la face est pâle, les extrémités froides et l'aisselle à 36°,6. Le pouls est ralenti, 36 à 60, et surtout très irrégulier. Du reste pas de souffle cardiaque. Une heure après, même état ; le ventre est redevenu douloureux à la pression ; l'éruption n'a pas augmenté ; les coliques, accompagnées de vomissements, persistent plusieurs heures.

Le 12. — Plus de coliques. Les taches devenues violettes *ne sont plus saillantes*.

Le 13. — Bon état. Toux légère.

Le 15. — Taches devenues jaunes.

Le 17. — Éruption légère aux jambes.

Le 18. — Nouvelle éruption sur les membres assez abondante. A 3 heures, l'enfant s'est levé, après avoir regardé ses membres, sur notre recommandation ; à 4 heures, un peu las, il se recouche et constate l'éruption.

Le 20. — Coliques et vomissements.

Le 21. — Bon état. Urine claire, donnant par l'ébullition un précipité redissous par l'acide azotique. Le soir, nouvelle éruption peu abondante.

Le 22. — Précipité par l'ébullition de l'urine moins abondant.

Le 23. — On recherche la réaction de l'urine, elle est alcaline. Léger précipité toujours dissous.

Le 26. — Urine acide, sans précipité. Le soir, éruption bornée aux membres inférieurs.

Le 27. — Urine alcaline.

Le 28. — Urine acide sans précipité. Le soir, éruption peu considérable. Il aurait eu le soir, au niveau des malléoles, un léger *œdème non douloureux*.

Le 29. — Urine alcaline, précipité dissous par l'acide azotique.

Le 30. — Urine acide, sans précipité.

Le 4 *juin*. — Éruption légère, plus abondante aux bras qu'aux membres inférieurs. Plus d'œdème malléolaire.

Le 8. — Les taches ont disparu presque complètement. L'état général de l'enfant, qui avait été un peu modifié, surtout en mai, par suite de coliques répétées et des vomissements, est redevenu très bon. La face reprend ses couleurs ; les traits sont moins tirés, mieux remplis : l'appétit qui n'a jamais complètement disparu dans l'intervalle des coliques, devient très bon. Il n'y a du reste jamais eu, même à l'époque où la persistance des accidents intestinaux a fait craindre une terminaison fatale, ni diarrhée, ni troubles intestinaux graves ; jamais de troubles nerveux et de céphalalgie.

Le 11. — On constate dix à quinze nouvelles ecchymoses sur les jambes, et cet accident est le dernier, l'état général se rétablit encore plus complètement, et l'enfant est envoyé en convalescence.

Le 23 *juin*. — En aussi bon état qu'à son arrivée. Ses globules, comptées le 21 mai, ont donné 3,100,000 par millimètre cube.

On a appris depuis que la santé de ce malade est restée excellente, quoiqu'il ait eu encore trois poussées de purpura à des intervalles assez éloignés.

(*Gazette hebdomadaire de Médecine et de Chirurgie*, 1876, n° 36, p. 563.)

En raison de la bénignité des cas, il est très difficile de savoir si, dans les cas typiques, les lésions sont purement externes ou si elles retentissent sur les organes profonds. Cependant il résulte de l'observation publiée par Binet dans la *Revue médicale de la Suisse romande* (1886) que l'éruption peut être aussi bien interne qu'externe :

Mme X..., âgée de 45 ans, a généralement joui d'une bonne santé. Dans le courant de l'été, la ménopause s'est effectuée ; depuis cette époque elle est sujette à des diarrhées et a éprouvé, à plusieurs reprises, des douleurs rhumatismales dans les genoux.

Le 25 décembre, survient rapidement un œdème considérable de la main droite. Le lendemain il disparaît et se porte sur la main et le pied gauches en s'accompagnant de douleurs rhumatoïdes légères. En même temps se montre une éruption de purpura en petites taches sur la région antérieure des jambes et des poignets, sans prurit. Le soir (26 décembre), point épigastrique violent. Urine troublée par un abondant dépôt d'urate de soude, non albumineuse.

Le 27, œdème volumineux de la paupière droite ; œdème du coude gauche avec arthralgie ; disparition des autres œdèmes. Le soir, retour des crises gastralgiques, beaucoup plus violentes que celles de la veille, avec vomissements bilieux ; vive sensibilité de l'épigastre qui est météorisé. Selles diarrhéiques noirâtres, fétides.

Le 28, l'œdème de l'œil s'est résorbé pendant la nuit en laissant une infusion sanguine. Douleurs rhumatoïdes légères des pieds et des genoux. L'éruption de purpura des jambes et des poignets s'efface. Le soir, nouvelle crise gastralgique avec vomissements bilieux.

Le 29, journée calme. Disparition des œdèmes et du purpura. La malade peut manger un potage et recevoir une visite. Mais le soir, crise gastro-intestinale très intense avec vomissements bilieux, ténesme rectal. Coliques suivies de selles diarrhéiques noires et fétides. — Le 30, taches de purpura autour de l'anus. Lignes ecchymotiques sur les cuisses, tracées parallèlement aux plis fessiers. Dans la soirée, crise gastro-intestinale.

Le 31, l'épigastre reste douloureux à la pression et météorisé. Pas d'albumine dans l'urine. Éruption de taches ecchymotiques sur le visage et au niveau des points piqués par la seringue de Pravaz. Œdème dur localisé à la région malaire gauche et au menton. Le soir, selle franchement hémorragique ; crise gastro-intestinale. Dans la nuit, nouvelle selle sanglante.

Le 1er janvier, le matin, un vomissement bilieux abondant, sans douleur. Après-midi et soirée calmes ; léger subdélirium. Deux selles sanglantes pendant la nuit.

Le 2, crise gastro-intestinale vers 5 heures du matin. Grande faiblesse. Urines plus abondantes, claires, limpides, non albumineuses. Le soir, une selle diarrhéique noire, fétide, mais non franchement sanglante.

Le 3, amélioration notable. Pas de douleurs ; faiblesse moins grande. La malade reprend un peu de gaieté. Urines abondantes, claires, non albumineuses. Dans la soirée, la faiblesse reparaît. Selles diarrhéiques, fétides, noirâtres, précédées de coliques.

Le 4 et le 5, ces selles se répètent à plusieurs reprises dans la journée et dans la nuit : chacune d'elles est suivie de sédation dans les douleurs toujours plus marquées le soir.

Le 6, œdème et arthralgie de la main droite avec éruption de purpura ; à la main gauche, quelques taches seulement sans œdème ni douleurs. Purpura aux fesses. — Le soir, crise gastralgique violente. Dans la nuit, léger écoulement sanguin utéro-vaginal sans coliques utérines.

Le 7, bien-être au réveil. Journée meilleure. Selles diarrhéiques nombreuses, plus claires et moins fétides, sans coliques. Le soir, crise gastralgique.

Le 8, selle légèrement hémorragique le matin. Œdème douloureux de la joue, au niveau de la commissure labiale gauche et de la région métacarpienne du pouce et de l'index de la main gauche. Selles diarrhéiques fétides dans la nuit.

Le 9, grande faiblesse. Effacement des œdèmes. Les douleurs gastralgiques recommencent dans l'après-midi, deviennent plus continues et s'accompagnent d'éructations. Le ventre est ballonné, sensible à la pression, surtout au niveau de l'épigastre.

Le 10, la faiblesse augmente ; voix éteinte, cassée. Retour des douleurs dans l'après-midi.

Le 11, éruption de purpura en petites taches pointillées sur l'abdomen, les deux mains et les poignets sans œdèmes. Arthralgie légère des poignets et des coudes. La faiblesse est très grande, la respiration haletante, le facies altéré. Urines albumineuses.

Le 12, même état. Grande sensibilité du ventre à la pression. L'éruption purpurique des mains devient confluente avec douleurs et gonflement au niveau des articulations métacarpo-phalangiennes et des coudes.

Nouvelles taches sur la face et les oreilles. Léger écoulement séro-sanguinolent par la narine droite. Urines très acides, foncées (4 1/2, éch. Vogel), très albumineuses, fortement chargées d'indigotine. Au microscope, le dépôt se montre formé de granulations d'urate de soude, globules rouges et blancs, cylindres hémorragiques et concrétions fibrineuses.

Dans l'après midi, douleurs abdominales vives ; angoisses, respiration haletante. Éructations suivies de soulagement. Dans la nuit, vomissement abondant d'un liquide noirâtre, analogue à de la suie délayée. Grande prostration, pouls filiforme, hoquet. La malade succombe le lendemain dans la matinée.

Autopsie. — Piqueté hémorragique et arborisations vasculaires de la muqueuse de l'estomac, surtout dans le grand cul-de-sac. Rien à la région pilorique, ni dans le duodénum.

L'intestin grêle présente une couleur d'un noir violacé ; la muqueuse est parsemée de suffusions ecchymotiques et d'érosions desquamatives à contour irrégulier.

Dans le gros intestin, piqueté hémorragique et arborisations vasculaires ; pas d'érosions.

La rate est petite, molle, violacée.

Le foie et les reins ne présentent rien de particulier. M. le Dr Mayor, qui a bien voulu les examiner au point de vue histologique, n'a pas constaté de lésion.

Pas de liquide dans le péritoine ; pas d'adhérences ni d'exsudats. Rien à l'utérus.

En résumé, il s'agit d'une femme arrivée à la ménopause qui, dans le cours d'une bonne santé, est prise brutalement d'œdèmes mobiles avec arthralgie légère et éruptions de purpura survenant par poussées successives espacées de quelques jours, tandis que quotidiennement se montre dans la soirée une crise gastro-intestinale très douloureuse avec vomissement et diarrhée qui devient rapidement hémorragique. Peu à peu l'état général s'aggrave, des hémorragies se produisent par d'autres voies et la malade succombe 18 jours après le début des accidents, sans avoir eu d'élévation notable de la température. Nous avons suivi la malade avec M. le Dr Ferrière ; M. le Dr Prévost a été appelé en consultation. Comme traitement nous avons employé, selon les indications : la quinine, l'ergotine, le perchlorure de fer, contre le processus hémorragique ; les opiacés intus et extra, la cocaïne, les injections de morphine dans les crises douloureuses ; l'eau de chaux, le bismuth, la glace, le lait, le champagne frappé, les bouillons peptonisés, etc., contre l'état gastro-intestinal ; les injections d'éther, à la fin, contre l'adynamie.

(*Revue médicale de la Suisse romande,* 1886, p. 510.)

Cette observation est très importante. Elle établit

que les taches purpuriques ne sont pas la seule manifestation cutanée du purpura rhumatoïde.

L'éruption purpurique est accompagnée souvent, remplacée quelquefois, par des œdèmes de nature diverse que Mathieu a signalés et qu'Apert a bien décrits. La thèse d'agrégation de du Castel (1883), la thèse d'Oriou en contiennent des exemples. Boyer a bien étudié ces phénomènes dans sa thèse sur l'Œdème pourpré fébrile (Paris, 1878). Il établit l'extrême parenté du purpura rhumatoïde et de l'érythème noueux, point sur lequel nous reviendrons en étudiant le diagnostic.

D'une façon générale, il faut distinguer les petites indurations ou petits œdèmes des placards indurés ou œdémateux : ce sont là deux aspects cliniques bien différents.

Le premier type clinique est le *purpura urticans* que caractérise une papule saillante, *prurigineuse,* qui ne devient purpurique qu'au bout de vingt-quatre heures. Elle est l'équivalent de la tache purpurique pure qu'elle accompagne chez le malade, dans le cours de la même attaque. L'observation V de la thèse d'Oriou en donne un exemple bien net.

Le 13 février 1877, est entré à l'hôpital Beaujon, dans le service du Dr Guyot, le nommé Q..., âgé de 35 ans. Il n'a jamais eu de rhumatisme et il ne connaît personne dans sa famille qui en ait été atteint. — Il aurait eu une fièvre typhoïde en 1864, et dans le cours de cette maladie on lui aurait fait l'application de ventouses scarifiées sur la région précordiale. Né en Seine-et-Oise, il n'habite Paris que depuis 8 mois où il exerce le dur métier de charretier. Il a eu dans ces derniers temps un véritable surcroît de travail, obligé qu'il était de marcher toute la journée, exposé à toutes les intempéries de la saison. Il boit 2 ou 3 litres de vin par jour.

Il n'est malade que depuis 8 jours : les bras et les mains devinrent gonflés, et il fut obligé de se coucher. Les articulations du genou furent le siège de douleurs assez vives.

Il y a 2 jours apparurent sur les jambes quelques taches violacées ; c'est ce qui fait entrer le malade à l'hôpital.

État à l'entrée. — Homme fort vigoureux, d'une taille élevée au-dessus de la moyenne. Q... présente de l'œdème des jambes et des mains.

Les membres supérieurs et inférieurs et surtout le dos sont le siège d'une éruption presque confluente de taches purpuriques qui ne font aucune saillie sur la peau, et qui ne disparaissent pas à la pression du doigt, elles font complètement défaut sur la muqueuse buccale et pharyngienne.

A l'auscultation du cœur on entend un bruit de souffle râpeux, à la pointe et au premier temps, témoignant d'une endocardite ancienne. Rien aux articulations pour le moment.

Traitement. — Macération de quinquina. Vin de quinquina ;

Le 16. — Nouvelle éruption sur les membres inférieurs de petites papules d'un rouge vif et faisant une saillie notable sur la peau ; leur apparition a été accompagnée de fortes démangeaisons. Ces papules disparaissent en partie à la pression du doigt, et ce n'est qu'au bout de 12 à 24 heures que se montre la véritable tache purpurine ecchymotique avec tous ses caractères, alors que s'est produite l'entravasation sanguine (purpura urticans).

Le 17. — Le genou droit devient douloureux ; gonflement, douleur et épanchement assez abondant dans le genou gauche. Nouvelle éruption.

Les 19, 20 et 21. — Éruption de quelques taches purpurines.

Le 22. — Gonflement des malléoles avec douleur dans les articulations tibio-tarsiennes.

Le 23. — Gonflement de la main gauche ; douleurs dans les

poignets et dans le coude droit. De nouvelles taches purpuriques apparaissent chaque jour avec les mêmes caractères.

Le 25. — Douleurs articulaires ont disparu.

Le 29. — Éruption confluente de taches purpurines sur le fourreau de la verge; œdème du prépuce avec phlyctènes contenant un liquide séreux.

Le 1er février. — La douleur et le gonflement du genou droit disparaissent de nouveau. Éruption purpurique sur le scrotum.

Le 4. — Épanchement assez considérable dans la bourse séreuse prérotulienne gauche.

Le 5. — L'épanchement a beaucoup diminué : éruption de quelques nouvelles papules saillantes. Jus de cresson, 0,50 de sulfate de quinine en deux fois.

Le 13. — Nouvelle éruption avec légère démangeaison.

Le 15. — Exeat sur la demande du malade.

(ORIOT, *Thèse*, 1877. Obs. V, page 23.)

Le deuxième type clinique correspond à l'œdème pourpré fébrile de Soyer. L'identité du type clinique décrit par Soyer (1878) et du purpura rhumatoïde, outre qu'elle ressort de la lecture même de la thèse de Soyer est acceptée par du Castel et Apert. « L'œdème du tissu cellulaire, dit du Castel dans sa thèse d'agrégation de 1883, est souvent très accusé. La peau tendue, rose, dépressible est douloureuse à la pression. Quelquefois il présente un aspect presque phlegmoneux et atteint des proportions considérables : le volume des membres dans lesquels il se développe prend alors un développement marqué ; il peut être doublé ; l'ecchymose est très étendue. Cette variété de purpura rhumatismal a été quelquefois décrite sous le nom d'œdème pourpré fébrile ».

Quant à Apert, il résume simplement au paragraphe « Œdèmes » le travail de Soyer.

De ces observations nous tirons deux conclusions : 1° il peut exister des ecchymoses, dans le cours du purpura rhumatoïde ; 2° le caractère apyrétique du purpura rhumatoïde est très relatif, puisque les meilleurs auteurs lui assimilent l'œdème pourpré *fébrile*. Ainsi le type morbide se rapproche du purpura infectieux et notre conception se trouve par là même justifiée.

Il importe maintenant de donner quelques détails sur les œdèmes pourprés du purpura rhumatoïde. L'œdème est douloureux, dur et se rapproche par ses caractères de l'œdème inflammatoire. Le gonflement, au lieu de se limiter aux couches superficielles, siège également dans les masses musculaires. Les paupières et la face peuvent être prises. Souvent l'œdème envahit primitivement les membres inférieurs pour gagner ensuite les membres supérieurs et, de là, les paupières. Le siège de prédilection est le dos de la main, et, dans ce cas, les mouvements d'extension peuvent devenir douloureux, comme si les gaines, les synoviales et les tendons étaient atteints par la lésion. D'ailleurs, lorsque des plaques identiques se développent au niveau des malléoles ou des genoux, on constate également une impotence fonctionnelle due au gonflement des tissus et non purement à la douleur, comme dans le rhumatisme articulaire aigu.

Ces plaques d'œdème qui, comme le fait remarquer Martin de Gimard, ressemblent à l'œdème de la phlegmatia alba dolens, recouvrent une étendue des plus variables. Elles ne sont pas symétriques et la forme la plus ordinaire est celle d'un ovale dont le grand diamètre suivrait l'axe du membre et pourrait atteindre jusqu'à dix centimètres. Tantôt les bords sont nettement circonscrits, tantôt, au contraire, la tache se continue insensiblement avec la peau saine.

La durée de la plaque est de quelques jours. En général, au bout de trois jours, la plaque commence à perdre un peu de sa rougeur et de sa dureté, mais souvent, après sa disparition, une teinte chamois qui persiste plusieurs jours rappelle encore son existence.

D'autres fois des plaques apparaissent et disparaissent rapidement. Ce sont ces cas d'œdème mobile que Binet a signalés dans la *Revue médicale de la Suisse romande,* de 1886.

Telles sont les manifestations cutanées du purpura rhumatoïde. Nous verrons, en étudiant la pathogénie, combien elles permettent de soutenir la théorie infectieuse.

Il en est de même des *manifestations articulaires,* deuxième grand symptôme de la maladie et qui est caractérisé par l'union de deux phénomènes bien variables : la douleur articulaire, phénomène subjectif, perçu par le malade et l'arthrite avec ses symptômes objectifs ordinaires. Du reste, il ne serait pas exact de croire que les phénomènes douloureux sont limités aux articulations. Déjà, en étudiant les prodromes, nous avons signalé la courbature générale, la douleur dans la continuité des membres. Nous constatons maintenant, qu'à la période d'état, la douleur peut occuper les masses musculaires. Le rapprochement s'impose ici avec les manifestations musculaires du rhumatisme vrai. A ce point de vue, l'observation XI de la thèse d'Orion est très nette.

Le nommé C..., âgé de 20 ans, peaussier, malade depuis 8 jours. Entré le 5 mai 1877.

Pas de maladies dans son enfance. Sujet aux amygdalites simples. Il y a 2 ans et demi, blessure à l'avant-bras droit suivie d'une hémorragie très considérable et d'une cicatrice encore visible sur la partie externe et antérieure de l'avant-bras à un centimètre au-dessus du poignet. Le malade s'est remis peu à peu de sa blessure et la santé est revenue.

Il y a 8 jours a été pris de malaise, frissons, mal de tête, fièvre suivie de mal de gorge. Pas d'épistaxis.

(Le malade avait été surmené depuis quelque temps, de plus il travaillait dans un endroit humide.) Le mal de gorge persiste pendant 3 jours.

Le 3e jour il disparut, mais il fut remplacé par des douleurs dans le genou droit, le lendemain dans le genou gauche, puis les membres supérieurs.

Actuellement. — Le malade a encore un peu de fièvre. P. 84. — Il se plaint de vives douleurs non plus dans les jointures, mais dans les masses musculaires des membres, surtout les muscles du bras gauche. On constate à ce niveau un gonflement très marqué du bras gauche. La pression même modérée détermine de vives douleurs. Pas de rougeur à ce niveau, pas de fluctuation. Il ne semble rien y avoir dans les articulations. Cependant en arrière du coude gauche, il y a une large ecchymose autour de laquelle se trouve une éruption de taches rouges, arrondies, sans saillies, s'effaçant légèrement sous la pression du doigt avec un léger cercle ecchymotique périphérique et un peu d'empâtement sous-jacent. Ce sont des taches de purpura. Elles sont groupées de manière à former deux grands cercles concentriques. Aux membres inférieurs éruption générale de la même nature.

Le malade n'a pas eu d'hémorragies nasales, hémorroïdales, buccales ou autres. Il n'y a pas d'affection cardiaque, la rate est normale. Les gencives sont saines. Cet homme ne paraît pas avoir de scorbut malgré l'existence de certains symptômes de cette maladie, douleur et gonflement des membres.

Il n'y a rien sur le reste du corps, rien dans les poumons.

Urine couleur normale, sans albumine.

Le 6 *mars*. — Fièvre cette nuit, soif vive. Epistaxis, insomnie. Pouls ample, 84.

Douleurs en arrière des épaules et dans l'articulation.

Pas d'oppression.

Ce matin sueurs légères, l'éruption de purpura a pâli beaucoup, elle ne présente plus ce matin qu'une teinte ecchymotique.

Le dos de la main gauche est gonflé, rouge, douloureux.

Il y a dans son crachoir deux crachats visqueux, un peu colorés; à l'auscultation on ne trouve rien. Le malade n'a pas d'oppression, cependant il se plaint de douleurs à la base de la poitrine surtout à gauche.

Sulfate de quinine 0,60.

Rien au cœur.

Le 7. — Pouls 84. Courbature générale; constipation, pas d'oppression, a eu quelques hoquets. Douleurs aux attaches du diaphragme, pas de pleurésie. C'est peut-être du rhumatisme du diaphragme. Rien à l'auscultation.

L'éruption a beaucoup pâli.

Le 8 *mars*. — P. 80. Poussée nouvelle de purpura sur le ventre, persistance du hoquet. Vomissements bilieux. Pas d'oppression, pas d'hémorragies. Rien au cœur. Pas de péritonite. Coliques assez vives. Pas de diarrhée. Un peu moins de douleurs des membres. Insomnie. Pas d'ictère.

Urine normale. T. 38°, soir 37°,8.

Le 9. — P. 80. Pas de vomissements, pas d'oppression. Douleurs abdominales sans signes de péritonite. Deux injections de chlorhydrate de morphine.

Le 9, soir. — P. 72. T. 37°,5. Douleur surtout au niveau de l'hypocondre gauche; hoquets; pas de vomissements; a uriné. Rate (?) douloureuse.

Le 10. — P. 72. T. 38°. Entérorragie abondante. Affaiblissement assez marqué; pas de hoquets; pas de vomissements; ventre sans ballonnement, un peu moins douloureux à la pression; a uriné; pas d'hématurie; pas d'hémorroïdes. Pot. de Todd. 2 injections de morphine, glace.

Nouvelle poussée de purpura aux deux pieds; langue un peu sèche.

Examen du sang; globules blancs en très grande quantité; globules rouge pâle. Soir, T. 37°,8.

Le 11. — P. 84. T. 37°,5. A rendu hier un peu de sang dans les selles. Pot. Todd, 2 injections de morphine.

Douleurs bien moins vives, épistaxis très légère, gencives saines, a dormi un peu.

Pas de nouvelles poussées de purpura, ventre moins douloureux, pas de hoquet, pas de vomissements. T. 37°,7.

Le 12. — Diarrhée, un peu de sang dans les selles, pas de vomissements, ventre moins douloureux, un peu ballonné.

État général amélioré. Extrait de quinquina. Pot. de Toddt, une injection de morphine. Soir, T. 37°,8, a un peu dormi cet après-midi.

Le 13. — Diarrhée persistante avec grande quantité de sang, pas de douleurs en urinant, douleurs bien moins vives. P. 80. T. 37°,6.

Il semble avoir tous les jours un accès de fièvre dans la journée. T. 37°,3.

Le 14. — P. 88. Sulfate de quinine 0,60.

Le 19. — Va bien mieux, pas de diarrhée.

Le 21. — Depuis 2 jours le malade est un peu moins bien. Cependant il n'y a pas de complications.

Le 23. — Un peu d'œdème des membres inférieurs. Urine très albumineuse. État général bon.

Le 27. — Persistance de l'albumine, maux de reins, un peu de trouble dans la vue, surdité légère à droite avec douleurs de ce côté, mal de tête, œdème du scrotum, pas de vomissements, légers troubles de la vue, insomnie.

Le 29. — Même état, mêmes douleurs de reins, pas de céphalalgie, moins de surdité. Extrait acide tannique 0,50. Régime lacté.

Le 30. — Bouffissure de la face, pas de troubles de la vue. Même état.

Le 31. — Hématurie, nouvelles douleurs lombaires, poussée légère de purpura sur les jambes, dix ventouses scarifiées sur les reins. Bains de vapeur.

Le 1er *avril.* — État général un peu meilleur, œdème du scrotum, mal de reins, un peu de céphalalgie, rien au cœur, léger épanchement pleural gauche.

Le 2. — Matité aux deux bases de la poitrine en arrière, surtout à gauche. Absence de murmure vésiculaire, souffle voilé, égophonie, oppression très modérée, rien au cœur, un peu d'ascite, pas d'hémorragie. Infusion de jaborandi 4 grammes.

Urines. On ne trouve pas de tubes, mais il y a un grand nombre de globules sanguins, albumine encore très abondante.

Le 3. — A eu des sueurs abondantes, a beaucoup craché, a moins uriné, œdème du scrotum des jambes, pas de nouvelles taches de purpura, a eu des cauchemars cette nuit, pas de troubles de la vue, même épanchement pleural double. A gauche, le souffle remonte jusqu'à 2 travers de doigt au-dessous de l'épine de l'omoplate.

Le 5. — A eu hier encore une transpiration assez abondante, épanchement pleural persiste à la même hauteur, ascite un peu plus marquée, même œdème des jambes. Jaborandi 4 grammes.

Le 6. — Bains de vapeur.

Le 9. — Face bouffie, maux de reins, épanchement pleural diminué, sommeil léger avec cauchemars, pas d'hémorragie.

Urine. Albumine très abondante. Cylindres colloïdes et granuleux. Bains de vapeur.

Le 15. — État général ne s'aggrave pas, hématurie à la fin de la miction, peu d'épanchement pleural. Jaborandi 4 grammes.

(Oriot, *Thèse*, 1877, Obs. XI, p. 34.)

Les manifestations rhumatoïdes varient considérablement dans leur intensité. Souvent ce sont de simples douleurs, mais on rencontre aussi de véritables arthrites avec gonflement de l'articulation, épanchement synovial et douleur à la pression, au niveau des ligaments articulaires. Bien que ces phénomènes soient en général moins marqués que dans le rhumatisme vrai, il n'en est pas moins établi que cette arthrite est moins mobile que l'arthrite rhumatismale. Cependant, elle ne s'accompagne pas d'élévation locale de la température.

La localisation des phénomènes douloureux aux membres inférieurs semble liée à la moindre résistance, car on a remarqué que des individus chez qui les membres supérieurs surtout étaient exposés à la fatigue, présentaient aux bras les manifestations morbides au cours d'attaques de purpura.

Des sensations de lassitude, d'engourdissement, de fourmillement et de picotement ont été signalées par Faisans (1882). Le même auteur insiste sur une sensation de froid qui ne correspond nullement à un abaissement de la température périphérique et que le malade localise aux extrémités ou à toute la surface de son corps.

Tous ces phénomènes articulaires, en raison, sinon de leur mobilité absolue, du moins de leur apparition et de leurs variations rapides, sont certainement dus à des phénomènes vaso dilatateurs. Ils sont bénins en général, mais, quelquefois, la congestion est assez intense pour amener la rupture des vaisseaux et provoquer l'hémarthrose. Ici comme dans la série de symptômes que nous avons encore à passer en revue, nous allons rencontrer des cas qui ne s'écartent du purpura rhumatoïde typique que par la violence d'un symptôme. La théorie infectieuse, en permettant de ranger ces cas avec les cas bénins, fera cesser une anomalie évidente.

Dircks Dilly (thèse, Paris, 1878) rapporte deux observations d'hémarthrose au cours du purpura rhumatoïde. L'observation VIII, que Dircks Dilly emprunte à Constantin Paul, est tout à fait caractéristique :

L'enfant M..., âgée de 7 ans 1/3, est venue au monde bien portante. Sa nourrice qui était d'une bonne santé fut prise, pendant l'allaitement, d'une fièvre intermittente paludéenne traitée par M. Pidoux ; l'enfant ne parut pas en souffrir.

A 3 ans 1/2 elle fut atteinte d'une bronchite qui dura 7 mois, mais qui guérit sans laisser de traces.

Il y a 2 ans, un érythème noueux passager vint indiquer la constitution arthritique de l'enfant, mais ne fut suivi d'aucune autre manifestation rhumatismale.

Cette année, l'enfant fut prise au mois de mars d'une légère éruption d'herpès qui ne dura que quelques jours, puis au commencement de mai survint une rougeole.

Cette nouvelle affection fut remarquable par son extrême bénignité. La fièvre fut si peu intense et l'éruption si modérée, ainsi que le catarrhe, qu'on put ne faire rester l'enfant au lit qu'un jour ou deux. On se contenta de la tenir chaudement, de l'isoler et d'observer les règles d'hygiène applicables aux fièvres éruptives.

L'enfant arrivait à la fin de sa convalescence lorsque, 3 semaines après le début de sa rougeole, elle perdit l'appétit et commença à se plaindre de douleurs dans les jambes.

Le 28 mai, au soir, je la revis ; elle était indisposée de nouveau depuis 2 ou 3 jours ; elle était dans l'état suivant :

Cette enfant assez grande et bien développée pour son âge, sauf un strabisme convergent de l'œil droit, était couchée sur le côté, les membres en flexion, la face rouge, les yeux injectés, se plaignant de douleurs dans les jambes et surtout dans le genou gauche ; la fièvre était modérée, la peau moyennement chaude, le pouls à 80, sans dureté.

En découvrant son corps pour chercher la nature de ses douleurs, je remarquai sur les jambss 4 ou 5 taches de la largeur d'une pièce de 1 franc et formées par une ecchymose bleuâtre récente (ces taches étaient apparues le matin).

Il y en avait une à chaque jambe, une à la cuisse droite, et une à la fesse gauche. On voyait outre ces taches ecchymotiques des petits points de purpura, de même couleur, parsemés sur les jambes, comme l'eût été un érythème noueux ou papuleux rhumatismal. Le genou gauche, malade depuis le milieu du jour, était gonflé, douloureux, chaud, mais sans rougeur inflammatoire ; on y sentait facilement, à cause de la tension de la capsule, la fluctuation produite par un épanchement liquide assez abondant.

Ma première idée fut qu'il s'était fait dans la cavité articulaire une hémorragie semblable à celle du tissu conjonctif sous-cutané ; mais je n'en eus la certitude que plus tard. J'attaquai cette affection comme un scorbut aigu et je fis prendre la potion suivante, par cuillerées à bouche, toutes les heures :

Eau de Rabel.	1 gramme.
Sirop citrique.	25 grammes.
Eau.	100 —

Le lendemain matin, l'état du genou s'était amélioré ; la douleur, la chaleur et le gonflement avaient disparu. Il y avait à sa place une ecchymose jaune verdâtre, à bords mal définis, qui formait une couronne autour de la rotule ; les mouvements de l'articulation commençaient à redevenir possibles.

Je n'eus plus de doute sur la nature hémorragique de l'épanchement ; les ecchymoses en points et en plaques diminuaient de couleur et commençaient à tourner du bleu violacé au vert.

Les systèmes extérieurs étaient donc amoindris, mais l'état général devint plus grave ; le pouls augmenta de fréquence et d'ampleur tout en devenant plus facile à déprimer, la peau était sèche et d'une chaleur mordicante, de plus elle était d'un rouge vermeil très marqué ; il y avait dans l'état des artères et des capillaires une telle tension que l'enfant ne semblait former qu'une masse de tissu érectile, et rappelait à un degré plus avancé et avec une fièvre intense, l'état de l'oreille de lapin auquel on a coupé le filet vaso-moteur du grand sympathique.

Cet état qui me faisait craindre à tout moment quelque hémorragie par les muqueuses, dura 24 heures, avec une exacerbation très marquée vers le soir.

Ce ne fut que vers le 30 mai, 3e jour de la maladie, que cet état général commença à s'amender, en même temps que le poignet gauche fut affecté comme l'avait été le genou.

Je continuai l'usage des acides végétaux, et j'ajoutai alors 20 grammes de sulfate de quinine en 4 pilules.

Le 4e jour de la maladie, le poignet devint moins douloureux, une ecchymose apparut, et le rhumatisme attaqua légèrement l'épaule du même côté, en même temps que la fièvre diminua.

Le 5e jour, les articulations furent peu douloureuses ; mais il apparut un phénomène d'un autre ordre : la région lombaire devint très douloureuse et très tuméfiée, les reins étaient pris à leur tour. Je mis immédiatement 5 ventouses sèches sur la région lombaire, et j'emportai de l'urine pour l'examiner.

Elle donna par la chaleur comme par l'acide nitrique un abondant précipité d'albumine.

Le 6e jour, 1er juin, l'enfant était à peu près dans le même état, la chaleur fébrile moindre, mais le pouls très fréquent. J'examinai le cœur et n'y trouvai que des mouvements tumultueux, sans altération des bruits.

La région lombaire avait repris sa forme ordinaire ; la douleur rénale avait cessé, mais il s'était fait un peu d'œdème sur la région moyenne du front. Les articulations étaient moyennement douloureuses. On fit sur les jointures des onctions avec l'huile belladonée, et l'on continua les acides végétaux et le sulfate de quinine en pilules à la même dose que les jours précédents.

C'est ainsi que M. Barthez, consulté, vint voir l'enfant ; il reconnut la nature hémorragique des lésions articulaires, et fut d'avis de continuer la même médication On changea seulement le mode d'administration du sulfate de quinine, parce que l'enfant se plaignit de l'estomac, et à partir de ce moment il fut donné un lavement à la dose de 0,20 grammes associé à 3 gouttes de laudanum de Sydenham.

Le 7e jour, l'état général continua à s'améliorer, la douleur fébrile diminua, ainsi que la fréquence du pouls, aucune articulation nouvelle n'avait été atteinte, et les premières ecchymoses avaient peu à peu disparu. L'œdème avait diminué au front, mais était descendu un peu plus bas et gonflait la racine du nez et des paupières, si bien que l'enfant avait peine à ouvrir les yeux. Ce même jour il apparut de l'œdème aux deux cous-de-pied et à la partie inférieure des 2 jambes. L'urine examinée donne encore une forte proportion d'albumine.

Même traitement : Sulfate de quinine 0,20, huile belladonée pour onctions, acides végétaux, tisane d'uva-ursi. On commence à donner du bouillon.

Le 8e jour, les phénomènes généraux commencèrent à s'amender, la fièvre avait considérablement diminué, les jointures étaient à peu près libres, l'œdème beaucoup moindre à la face et aux jambes, et l'albumine en beaucoup moins grande quantité dans l'urine. On suspendit l'usage du sulfate de quinine, qu'on remplaça par la potion suivante :

Extrait mou de quinquina. . .	1	gramme.
Sirop citrique.	25	—
Eau de laitue.	100	—

M. S. A.

Le 10e jour, la convalescence était établie, il n'y avait plus d'œdème, et l'urine ne contenait plus d'albumine.

A partir de ce moment, l'enfant alla de mieux en mieux ; on lui fit continuer les acides végétaux sous forme d'oranges, de jus de citron, etc. On persista dans l'emploi de l'extrait mou de quinquina, à la dose de 1 gramme. On alimenta presque exclusivement avec de la viande rôtie ou grillée, du cresson, de l'oignon et de l'ail.

Au bout de 10 jours de ce régime, on commença les promenades d'une heure chaque jour, dans une avenue très exposée au soleil, puis, quelques jours plus tard, l'enfant fut emmenée à la campagne, où elle fit de l'exercice au grand air et au soleil, et continua le même régime alimentaire.

Cette enfant, que j'ai suivie depuis, est aujourd'hui en parfaite santé, après 4 mois de convalescence.

(*Thèse* de Dircks Dilly. Paris, 1878. Obs. VIII).

Les *troubles gastro-intestinaux* complètent le trépied clinique du purpura rhumatoïde.

« Les troubles gastro-intestinaux, dit Marfan, peuvent être très peu marqués et passer inaperçus si on ne les recherche pas ; mais quelquefois ils occupent la première place dans le tableau clinique et attirent toute l'attention ; ils font songer à un ulcère simple, à un empoisonnement, à une péritonite, aux crises gastriques du tabes. Ils sont caractérisés par des vomissements alimentaires ou bilieux avec des douleurs gastralgiques intenses, par de la diarrhée, avec des coliques plus ou moins violentes. La diarrhée est parfois sanglante. Ces troubles gastro-intestinaux précèdent souvent l'apparition du purpura ».

Mathieu, dans un article du Dictionnaire Dechambre, insiste également sur l'extrême variation des symptômes intestinaux. Il faut, en effet, qu'ils soient souvent relégués au second plan pour qu'Apert, dans l'exposé des symptômes du purpura rhumatoïde, ait pu les passer sous silence.

Fréquemment ces symptômes sont tellement légers ou disparates, ils semblent si peu faire partie de la maladie, qu'ils passeraient inaperçus si le clinicien, prévenu, ne les recherchait avec soin. Il constatera alors la pesanteur après le repas, la flatulence, ou simplement une légère douleur à la palpation du creux épigastrique.

Mais des vomissements peuvent survenir, brusques, violents, rendant toute alimentation impossible, et si l'on considère que de pareilles crises sont accompagnées de phénomènes douloureux qui ne le cèdent en rien aux phénomènes spasmodiques et que l'ensemble de ces accidents survient et disparaît comme instantanément, on ne peut se défendre de comparer les crises gastriques du purpura rhumatoïde avec celles bien connues du tabes.

En revenant sur ces phénomènes à l'étude du diagnostic, nous signalerons quelques observations intéressantes où le diagnostic s'est posé avec l'empoisonnement, l'étranglement herniaire et l'occlusion intestinale. Quelques symptômes spéciaux ont été signalés :

Hénoch (*Berlin. klinisch. Vochenschrift*, 1874) rapporte l'histoire d'un garçon de quinze ans qui, à la suite d'une indigestion, présenta un léger ictère. Quelques jours après, et comme si l'infection intestinale avait été le point de départ d'un purpura rhumatoïde, apparurent des douleurs dans les articulations, puis des taches de purpura. De violentes coliques, des selles noirâtres complétèrent le tableau clinique. Le bas-ventre devint sensible, se tuméfia au niveau du côlon transverse, la fièvre s'alluma. Ces phénomènes évoluèrent en plusieurs poussées, puis le malade guérit.

Les troubles nerveux, bien que très rares, ont été signalés et on les trouve indiqués dans l'observation VIII de Martin de Gimard.

Les phénomènes bénins cardio-vasculaires devraient former un groupe de symptômes à rapprocher de la triade étudiée. Depuis longtemps Hayem a signalé les altérations du sang dans le purpura et l'observation de l'article Purpura (Le *Sang*) est à ce point de vue du plus grand intérêt.

G. P..., âgé de 32 ans, garçon de cuisine, entré le 6 juin 1876, à l'hôpital Temporaire, salle Sainte-Hélène, lit n° 21.

Est originaire de la Creuse. Ses parents sont en bonne santé. Il est marié et a deux enfants bien portants.

A l'âge de 14 ans, adénites cervicales dont quelques-unes suppurèrent. En 1873, pneumonie. Pas d'alcoolisme. Pas de syphilis.

Constitution robuste et santé en général bonne, malgré une pâleur habituelle du teint. A fait son service militaire en France, n'a jamais été aux colonies et n'a pas eu de fièvres intermittentes.

Depuis 12 ans, il est garçon de cuisine, travaille près des fourneaux dans une salle assez vaste, sans humidité.

Il a toujours eu une alimentation saine et abondante. Il habite une chambre assez grande et bien aérée. Dans ces derniers temps, il a eu à faire un travail plus fatigant qu'à l'ordinaire.

Il y avait un mois déjà qu'il souffrait de maux de tête, de courbatures dans les jambes et qu'il se sentait très abattu le soir en revenant de son travail, quand il y a 13 jours, sans cause appréciable, il fut pris le matin d'épistaxis répétés. Le soir même, il perdait 50 grammes de sang environ par l'oreille droite et le lendemain une hémorragie plus abondante encore se faisait au niveau des gencives et de la muqueuse buccale.

En même temps apparaissaient sur les jambes un grand nombre de taches rouges de petites dimensions qui se généralisaient rapidement jusqu'à couvrir les bras et le tronc.

Cette éruption s'accompagne de violents frissons, de céphalalgie frontale vive, de douleurs dans les membres inférieurs, de palpitations et de vomissements.

L'inappétence était absolue.

Les hémorragies buccales devenant plus abondantes, le malade se décida à entrer à l'hôpital.

7 *juin*. — Cicatrices, traces d'adénites anciennes au niveau de la région cervicale. Cicatrices dues à des blessures légères reçues en 1870, au-dessus de la clavicule gauche.

Teinte pâle, cireuse, très prononcée des téguments. Muqueuses décolorées ou violacées, ne s'effaçant pas sous le doigt. Un grand nombre de ces taches sont rosées à la périphérie et décolorées au centre. Elles sont pour la plupart traversées par un poil. Les unes ont 3 ou 4 millimètres de diamètre, les autres sont plus petites, ou, au contraire, plus grandes et atteignent les dimensions d'un grain de millet. L'éruption est particulièrement confluente aux jambes. Elle ressemble tout à fait à ce qu'on a décrit sous le nom de piqueté scorbutique. On ne trouve qu'une petite tache ecchymotique au coude gauche et deux autres sur la face dorsale de la main correspondante. Les gencives ne sont ni tuméfiées ni fongueuses ; elles sont molles et saignantes. Les dents sont couvertes de tartre à leur base ; elles ne sont pas déchaussées, elles ne sont pas branlantes.

La langue est large, couverte de sang. L'inappétence est absolue

La peau est sèche, assez chaude. Le pouls est large, rapide, bat 130 fois à la minute.

L'examen du poumon est négatif.

Au cœur, bruit de souffle doux à la base. Bruit de souffle plus marqué au premier temps et à la pointe. Murmure continu et intense dans les vaisseaux du cou.

Foie paraît normal.

Rate notablement hypertrophiée.

Surdité assez prononcée de l'oreille droite.

Le malade a craché depuis son entrée 200 grammes d'un sang rouge, spumeux, mélangé avec de la salive.

Ce liquide s'écoule goutte à goutte de la muqueuse gingivale.

Faiblesse très prononcée. Etat de prostration assez marqué. Tendance aux lipothymies et à la syncope.

Les urines sont peu abondantes (900 grammes), acides. Elles laissent déposer un précipité jaune rougeâtre formé d'urates et de phosphates alcalins. Pas d'albumine.

Diminution du taux de l'urée. Peut-être un peu de sang. L'examen microscopique n'a pas été fait.

Traitement :

Limonade sulfurique.

Potion avec perchlorure de fer. . 1 gramme.

8 *juin*. — Le malade a craché environ 400 grammes de liquide sanglant.

9 *juin*. — Un certain nombre de taches a pâli, mais d'autres se sont montrées sur la poitrine et les bras. Le malade se nourrit de potages et de lait.

10 *juin*. — Les taches des jambes s'effacent. L'état d'affaiblissement reste le même. Expuition toujours très abondante.

Potion avec perchlorure de fer. . 3 grammes.

11 *juin*. — Amélioration notable. Nuit bonne. Appétit meilleur. Expuition nulle depuis hier 5 heures du soir. Peau fraîche, en moiteur.

Au niveau des jambes un grand nombre de taches ont pâli ou disparu. Sur le reste du corps l'éruption n'a pas changé. Trois litres d'une urine claire.

12 *juin*. — L'amélioration ne s'est pas soutenue. Prostration. Fétidité extrême de l'haleine. Ecchymose sous-conjonctivale à gauche.

Potion avec perchlorure de fer. . 5 grammes.

Potion de Todd.

13 *juin*. — Syncope hier dans la journée. L'ecchymose sous-conjonctivale s'est étendue. Le malade se plaint de voir les objets colorés en rouge.

La langue est sèche, couverte d'un enduit noirâtre, les dents sont recouvertes de caillots de sang. Le pouls est dicrote. L'éruption a pâli partout. Injections buccales avec de l'eau contenant 4 grammes de tanin par litre.

14 *juin*. — La prostration est complète. Le malade est incapable de s'asseoir sur son lit ; il répond avec peine aux questions qu'on lui pose. Il reste presque continuellemnnt dans un état de somnolence voisin du coma.

La nuit, il présente un peu de délire et d'agitation. L'écoulement du sang par les gencives, qui a déjà beaucoup diminué la veille, est réduit à un simple suintement.

Le pouls est fort, dicrote, bat 140 fois à la minute.

Le bruit de souffle cardiaque et le murmure dans les jugulaires ont augmenté d'intensité.

On se décide à faire une transfusion du sang. MM. Gillette et Berger pratiquent l'opération à 9 heures et demie du matin.

Ils injectent, à l'aide de l'appareil Collin, 80 grammes de sang dans la veine médiane basilique du côté droit.

Au moment où le trocart a pénétré dans la veine, il s'est écoulé une petite quantité d'un sang de couleur acajou sale, ressemblant un peu au sang des leucocythémiques.

Immédiatement après la transfusion, le malade a accusé une sensation de bien-être et est sorti un peu de sa torpeur. Il a demandé à boire, a pris du vin et peu après du lait. Le pouls est devenu moins dicrote. A 1 heure et demie la température était de 40°,1. Pendant l'après-midi, il est resté assoupi. A 5 heures du soir, il était en pleine transpiration, se sentait mieux, parlait facilement. Le pouls était plein, battait 120 fois à la minute. La température était de 37°,8. Les gencives n'avaient pas saigné.

15 *juin*. — La nuit a été bonne. Le malade a dormi paisiblement. Pas d'expectoration sanglante ; quelques caillots adhérents aux gencives. La langue est plus humide. Le pouls bat 130 fois à la minute. L'appétit est nul ; le malade prend bien le vin et le lait.

16 grammes d'urine ont été émis depuis l'opération. Ces urines contiennent moins d'urates et de phosphates alcalins que celles des jours précédents. Il n'y a pas d'albumine. La quantité d'urée n'a pas changé.

16 *juin*. — Nuit très agitée. Délire, efforts pour sortir de son lit, bavardage. L'expuition est nulle, mais l'haleine est extrêmement fétide. État comateux, respiration stertoreuse. Pouls petit, faible, battant 126 fois à la minute. Langue sèche. A l'auscultation du cœur le premier bruit est légèrement affaibli et le souffle noté plus haut est moins net.

Dans la journée, le délire, l'agitation augmentent, la respiration s'accélère (32 resp. par minute), le coma devient complet. A 5 heures du soir, le pouls est petit, dépressible (140 puls. par minute). Mort à 8 heures et demie.

Autopsie pratiquée 36 heures après la mort.

Cadavre en voie de décomposition.

Cavité crânienne. — Pas de lésion appréciable des os du crâne ni de la dure-mère.

A la surface de la pie-mère, on aperçoit de petites taches hémorragiques semblables à des piqûres de puces, surtout nombreuses au niveau du cervelet. En d'autres points, spécialement sur la première circonvolution frontale, dans le sillon du nerf olfactif, sur le lobule du pneumo-gastrique, se trouvent des taches ecchymotiques plus larges ou de petits dépôts sanguins qui offrent l'aspect de la gelée de groseille et paraissent de formation récente.

La pie-mère détachée entraine avec elle ces traces et ces dépôts sanguins.

La plupart des circonvolutions paraissent saines. Quelques-unes montrent un léger piqueté congestif. La circonvolution frontale ascendante au niveau de la deuxième circonvolution frontale, et la circonvolution pariétale ascendante au même niveau sont le siège de taches ecchymotiques de la dimension d'un gros pois.

Une tache ecchymotique semblable se rencontre dans le sillon du nerf olfactif, là où l'on a déjà signalé un épanchement sanguin intra-pie-mérien.

Une section de la substance cérébrale au niveau de ces plaques montre que l'épanchement du sang est superficiel.

Il affecte la forme d'un coin à base dirigée vers la surface externe de l'organe.

A la surface supérieure du corps calleux et vers sa partie postérieure se voit une tache brunâtre, d'aspect hémorragique.

La substance cérébrale est molle, comme œdémateuse, très pâle et parsemée de petites taches analogues à celle qu'on a trouvée à la partie postérieure du corps calleux.

Les centres gris sont sains.

Au niveau du cervelet les extravations sanguines sont pour la plupart limitées aux méninges. Quelques taches hémorragiques seulement pénètrent superficiellement dans la substance nerveuse.

Le quatrième ventricule est normal.

L'examen microscopique de la pulpe nerveuse au niveau des petits foyers hémorragiques fait découvrir des globules rouges, des grains pigmentaires et des cellules de la névroglie, gonflées ou graisseuses. Les cellules nerveuses semblent intactes.

Autour des capillaires existent en certains points des masses d'aspect fibrineux.

Quelques vaisseaux sont entourés d'un manchon de gouttelettes et de granulations graisseuses, quelques autres sont entourées par le sang qui s'est épanché dans ses gaines.

A la face interne des capillaires on voit assez nettement un gonflement endothélial. Les cellules sont granuleuses, souvent granulo-graisseuses, leurs noyaux sont saillants à l'intérieur du vaisseau.

La lumière même du capillaire se trouve obstruée par des amas irréguliers de globules blancs plus ou moins modifiés et quelquefois par des amas de globules rouges.

Il semble que les petits foyers hémorragiques soient dus à l'arrêt, par thrombose, de la circulation dans quelques vaisseaux capillaires.

Des fragments de méninges examinés au microscope offrent des altérations vasculaires au moins aussi prononcées que celle des vaisseaux de la pulpe cérébrale.

Muscles. — Coloration rouge intense ou violacée. Viscosité, adhérence aux doigts. Au microscope, pas d'altération appréciable.

Cavité thoracique. — La plèvre droite présente des adhérences anciennes au niveau du sommet. Elle est saine dans le reste de son étendue. Le poumon droit est congestionné à la base. Son bord antérieur est emphysémateux.

La plèvre gauche présente également des adhérences vers sa partie moyenne, en arrière. La cavité pleurale contient un peu de liquide sanglant. La plèvre pariétale est le siège de quelques ecchymoses à sa partie inférieure. Mêmes lésions pulmonaires qu'à droite.

Sur le péricarde viscéral, au niveau du cœur et des vaisseaux, taches purpuriques nombreuses. Ces taches pénètrent dans les couches superficielles du muscle cardiaque. L'examen microscopique montre que presque toutes les fibres musculaires sont en voie de dégénérescence graisseuse à leur niveau.

Le cœur est mou, élargi. Le muscle offre une coloration jaune, feuille morte. L'endocarde est sain dans presque toute son étendue ; il n'y a d'ecchymoses sous-endocardiques qu'au niveau de la cloison interventriculaire.

Les orifices sont normaux. Le ventricule gauche contient un caillot très petit et d'un gris sale.

L'aorte contient aussi un petit caillot allongé d'un gris sale, terminé inférieurement par une petite masse rouge insignifiante. Sa face interne est imbibée par la matière colorante du sang. Elle présente des plaques jaunâtres et saillantes.

Cavité abdominale. — Rate volumineuse, mesurant 17 centimètres de long sur 8 de large. Déjà en putréfaction.

Pas d'ecchymoses à la surface du mésentère. Les ganglions mésentériques semblent sains.

L'intestin grêle a son état normal. Ni psorentérie, ni tuméfaction des glandes de Peyer.

Le pancréas est normal.

Le diaphragme est ramolli, en voie de décomposition.

Le canal cholédoque laisse échapper une bile jaunâtre peu abondante. Le foie est de volume normal. Dans les rares points qui ne sont pas putréfiés, le tissu en est pâle, jaunâtre et paraît stéatosé.

Les reins sont pâles, anémiés, de volume normal. Ils se décortiquent facilement. Ils sont en état de putréfaction assez avancée.

Bras. — Petites infiltrations sanguines au niveau du point où l'on a pratiqué la transfusion. L'ouverture par laquelle a pénétré le trocart est obstruée et difficile à retrouver.

Éléments du sang. — Les globules rouges ont pour la plupart un volume inférieur à la normale. Ils ne sont pas déformés.

Les globules blancs sont nombreux, de diamètre très inégal.

Les uns sont volumineux, les autres sont très petits. Entre ces types extrêmes on trouve tous les intermédiaires.

Plaques phlegmasiques assez nombreuses dans les préparations faites pour les numérations.

Dans les préparations de sang pur, on trouve un certain nombre d'éléments qui se présentent sous l'apparence d'une masse protoplasmique pâle et de forme variable, contenant un ou deuu noyaux ovoïdes ou arrondis, granuleux, nucléolés. C'est la seule fois où nous ayons rencontré de pareils éléments dans le sang. Nous n'avons pas pu en déterminer la nature.

(Hayem, *Le Sang*, article Purpura, Observat. I, p. 964.)

Apert, dans sa thèse inaugurale, a examiné le sang de malades atteints de purpura rhumatoïde. Il note l'exagération des globules blancs, fréquente dans les maladies infectieuses. Voici les résultats de ses analyses :

Obs. I. — Purpura exanthématique rhumatoïde ; nombreuses poussées. R. 3,800,000 ; B. 15,500 ; coagulation normale ; rétraction du caillot et exsudation du sérum non étudiés. Autre poussée. R. 3,600,000 ; B. 15,000.

Obs. II. — Purpura exanthématique rhumatoïde ; plusieurs poussées. R. 4,100,000 ; B. 12,400 ; coagulum formé au bout de quelques minutes ; caillot rétracté et sérum exsudé au bout d'une heure.

Obs. IV. — Purpura exanthématique rhumatoïde. R. 4,200,000; B. 12,400; coagulation normale; rétraction du caillot et exsudation du sérum.

(Apert, *Thèse*, Paris, 1896, page 39.)

Quant aux travaux de Bensaude, inspirés par M. le Pr Hayem, ils se rattachent aux purpuras à grandes hémorragies et n'ont que peu de lien avec le purpura rhumatoïde (Voir *C. R. de la Société médicale des Hôpitaux*, 1897, n° 36).

Les signes relevés du côté de l'appareil cardio-vasculaire sont de deux natures: du côté du cœur et des vaisseaux du cœur, on trouve fréquemment des souffles extra-cardiaques, souffles anémiques qui témoignent de la spoliation sanguine qu'a subie l'organisme. Ces souffles anémiques peuvent du reste accompagner des souffles organiques; car le purpura rhumatoïde atteint le cœur et provoque de l'endocardite et ce fait n'est pas sans importance dans la théorie infectieuse de la maladie. Plusieurs observations démontrent l'existence de l'endocardite du purpura rhumatoïde.

Oriou rapporte l'histoire d'un malade de dix-huit ans qui a présenté à la fois un souffle anémique dans les vaisseaux du cou et, à la pointe, un souffle systolique intense et prolongé qui a évolué pendant la durée de la maladie.

J..., âgé de 18 ans, entré à l'hôpital le 24 mai.

Ce jeune homme, d'une constitution moyenne, a eu à plusieurs reprises des douleurs vagues, qualifiées de rhumatismales, et qui ne l'ont jamais forcé à s'aliter.

Santé ordinairement satisfaisante.

Il y a 15 jours, à la suite d'un refroidissement, il paraît avoir eu un accès de fièvre qui n'a jamais eu de suites.

Depuis 3 ou 4 jours, il éprouve des douleurs peu intenses dans les genoux et dans les mollets, sans gonflement appréciable.

Hier matin, il a ressenti dans les jambes des fourmillements, et il s'est aperçu que la face interne des cuisses et les jambes étaient couvertes de taches d'un rouge violacé.

Le 24 *mai*, à son entrée, il est sans fièvre ; son état général paraît satisfaisant.

On trouve sur les jambes et sur les cuisses, principalement à la partie interne, des taches d'un rouge vineux ne disparaissant pas sous le doigt, manifestement ecchymotiques, dont les plus grandes ne dépassent pas l'étendue d'une large lentille. Les autres parties du corps n'offrent pas de trace d'éruption. Les fourmillements, les picotements, sont moins prononcés depuis l'apparition des taches.

Un peu d'anémie, souffle à la base se prolongeant dans les carotides.

Le 29. — Le malade est pris dans la matinée d'une légère douleur au cou-de-pied gauche. A la visite du soir, il présente tous les signes d'un rhumatisme articulaire aigu. Peau chaude, moite.

P. 108. Poignet gauche gonflé, tendu, très douloureux. L'articulation du cou-de-pied gauche également prise.

Battements du cœur énergiques. Bruit de souffle à la pointe, intense, prolongé, dont il n'existait pas de traces les jours précédents.

Saignée de 300 grammes. 10 ventouses scarifiées à la région cardiaque.

La saignée a coulé largement. Le sang offre une couenne épaisse, rétractée en capsule, emprisonnant complètement les globules. Le sang des ventouses est légèrement fibrineux.

Le 30. — Les deux poignets sont pris ; l'épaule gauche est gonflée et douloureuse. Toutes les articulations du tarse et l'articulation tibio-tarsienne du pied gauche sont atteintes et ne supportent pas la moindre pression.

Peau sudorale. Pouls plein, un peu mou à 96-100.

Le souffle cardiaque de la pointe est manifestement diminué, quoique très marqué encore.

Le 30 *mai*. — P. 100. Les articulations sont moins douloureuses. Deuxième saignée de 300 grammes, offrant les mêmes caractères que la précédente.

1er *juin*. — Amélioration marquée. La chaleur est modérée. Pas de moiteur. Les articulations prises les jours précédents sont moins douloureuses. L'épaule droite est légèrement atteinte. Les bruits du cœur sont à peu près nets. L'amélioration se maintient les jours suivants.

Le 4. — Le purpura reparaît aux jambes et aux cuisses ; ces taches sont confluentes aux jarrets. Les douleurs articulaires ont complètement disparu. Les articulations sont libres et le malade se lève dans la journée.

Il sort le 7 juin, conservant encore des taches, sans nouvelle manifestation articulaire (Oriou, *Thèse*, Paris, 1877. Obs. I.)

D'autre part, dans son observation IV, Oriou écrit : « Le début de la maladie a été caractérisé par une douleur précordiale assez vive, des palpitations et une gêne marquée dans la respiration, etc... ».

Mais la localisation du purpura rhumatoïde sur le cœur ne se fait pas exclusivement au niveau de la valvule mitrale. Dans l'observation personnelle que nous rapportons plus loin nous avons pu voir, au cours d'une attaque, apparaître un souffle diastolique à la base et des frottements péricardiques. Dans ce cas, il s'est agi d'une endomyo-péricardite, d'une pancardite, et le cœur a été touché comme dans le rhumatisme articulaire aigu des enfants.

En étudiant au chapitre du diagnostic les rapports qui unissent le purpura rhumatoïde au rhumatisme articulaire aigu, nous observerons que fréquemment, avant l'attaque purpurique, le malade a présenté une ou plusieurs attaques de rhumatisme vrai. Comme il s'agit d'enfants, le plus souvent, et que le rhumatisme vrai de l'enfant a une prédilection considérable pour le cœur, on conçoit que plus d'un malade présente des signes d'endocardite ancienne constituée et passée à l'état chronique. Ces faits ne présentent qu'un intérêt de parenté morbide.

Il en est tout autrement des manifestations hémorragiques non cutanées de l'affection. Nous retrouvons ici une distinction qui ne nous semble pas pouvoir être maintenue : la séparation des cas où les hémorragies viscérales acquièrent une grande importance et des cas typiques de purpura rhumatoïde.

On ne peut séparer du purpura rhumatoïde les purpuras où se produisent des épistaxis ou des hémorragies viscérales. Les auteurs, il est vrai, veulent bien admettre ces manifestations dans le purpura rhumatoïde, en spécifiant qu'elles ne pourront jamais devenir graves. Mais cette opinion est tellement difficile à soutenir qu'Apert, qui l'a formulée, est conduit à se contredire lui-même. A son paragraphe « Hémorragies », il admet que l'épistaxis est assez fréquente, qu'on peut observer, comme d'Astron et Engelhard l'ont signalé dans le *Bulletin médical,* le retour prématuré des règles. Il reconnaît la possibilité de la présence du sang dans les vomissements bilieux intenses, mais il ajoute : « Les autres hémorragies muqueuses ou viscérales sont très rares. Les hémorragies méningées et cérébrales, si graves dans les autres formes de purpura, sont inconnues dans le purpura exanthématique ». Comment concilier cette affirmation avec une note du même auteur (page 63) où se trouve constatée, dans un cas de purpura, la survenue, après une angine lacunaire à streptocoques, d'une hématurie rénale qui s'est prolongée deux mois? N'y a-t-il pas là une hémorragie grave et devant provoquer une lésion chronique du rein avec toutes ses conséquences.

Mathieu, dans son article du dictionnaire Dechambre, avait déjà cependant admis les hémorragies par les muqueuses, le ramollissement et le saignement des gencives. Il avait également reconnu la difficulté du diagnostic de quelques formes du purpura rhumatoïde avec les rhumatismes infectieux.

Il suffit d'ailleurs de parcourir les recueils d'observations pour retrouver des cas accompagnés d'hémorragies sérieuses. L'observation II de Dircks Dilly rapporte des épistaxis répétées. Son observation III signale des hémorragies viscérales multiples. De son côté, Faisans a appelé l'attention sur les entérorragies.

En dehors de ces symptômes peuvent survenir divers accidents qui transforment complètement le tableau de la maladie.

Les palpitations avec sensations de frémissement précordial peuvent s'accompagner de crises de dyspnée avec angoisse, ainsi que Faisans le constate dans l'observation XXI, où nous voyons un accès de cette nature durer deux heures sans que l'examen physique vienne donner l'explication de ces phénomènes.

La syncope et la mort subite sont ici des événements très rares, mais dont la thèse de Mathieu fournit des exemples. « Deux ou trois fois, dit Mathieu, la syncope est notée au début du purpura rhumatoïde ; il n'est peut-être pas exagéré de la considérer comme une manifestation nerveuse ».

Dans le recueil d'observations que le même auteur publie à la fin de sa thèse, l'observation XVI concerne un cas qui se termine par la mort subite. Cette observation pour ce fait mérite d'être rapportée.

Jeune homme de 18 ans. Cinq jours avant son entrée, douleurs dans les jambes, les bras ; nausées, anorexie, vomissements, épistaxis.

A l'entrée. — T. 38°. Purpura sur la poitrine, l'abdomen et les jambes. Vomissements fréquents, douleurs articulaires, douleurs profondes au niveau de l'ombilic et de la région épigastrique. Poignets et cous-de-pied enflés et rouges.

Les vomissements bilieux, la douleur épigastrique, les poussées œdémateuses arthritiques et purpuriques se renouvellent ainsi pendant trois semaines. La température oscille entre 38° et 38°,5.

Le sixième jour de la maladie, il se fait une douleur vive à la région lombaire : l'auteur l'attribue à une embolie rénale. Les jours précédents on avait perçu un frottement péricardique assez net.

A partir de ce moment, albumine en quantité dans l'urine.

Mort subite le vingt-neuvième jour ; autopsie impossible. (Mathieu, *Thèse*, 1883, Obs. XVI.)

Enfin, il nous faut encore signaler une terminaison possible du purpura. Au cours de la maladie peuvent survenir des accidents graves et ultimes qui conduisent à admettre un purpura grave, absolument comparable à l'ictère grave classique. Ceci ressort clairement de l'observation que Widal, en 1894, a présentée à la Société médicale des hôpitaux :

Les recherches bactériologiques ont démontré que dans la pathogénie du purpura, il ne fallait pas incriminer un seul microbe spécifique ; en effet, on a constaté dans les divers cas de purpura étudiés à ce point de vue, que beaucoup de micro-organismes étaient doués de propriétés hémorragipares. Ces bractéries peuvent être soit les agents pathogènes au cours de laquelle se développe l'éruption de purpura, soit des agents d'infection secondaire. Ce n'est pas non plus en agissant directement sur les petits vaisseaux que ces microbes déterminent l'hémorragie cutanée, mais ce peut être aussi en impressionnant, par leurs toxines, les centres nerveux et en mettant ainsi le système vaso-dilatateur dans un état d'excitabilité extrême.

Quoi qu'il en soit, dans tout cas de purpura infectieux la porte d'entrée de l'infection est intéressante à chercher : c'est ce que nous nous sommes efforcé de faire chez un de nos malades, entré à l'hôpital au mois de juillet pour des douleurs vives dans les membres inférieurs et supérieurs.

Cet homme était, de plus, atteint d'une lésion mitrale consécutive à une attaque de rhumatisme et d'une néphrite chronique. En même temps que les douleurs sont survenues des taches purpuriques de petite dimension, mais nombreuses, des hématuries et des épistaxis ; bien que douloureuses les articulations n'étaient ni rouges, ni gonflées ; les urines étaient albumineuses même après disparition des ecchymoses purpuriques et contenaient des cylindres. Le jour de son entrée la température s'éleva à 38°,6 pendant quelques heures et les taches purpuriques s'atténuèrent. Le 15 juillet il y eut une seconde ascension de température avec apparition de nouvelles douleurs et d'une éruption érythémateuse qui se reproduisit à plusieurs reprises et se termina par desquamation furfuracée ; des hémoptysies vinrent bientôt compliquer la situation et la mort survint le 24 juillet, au milieu du cortège symptomatique de l'urémie avec élévation de la température à 40°.

L'autopsie révéla l'existence de lésions tuberculeuses au sommet des poumons et de diverses altérations au niveau du foie et des reins, mais son intérêt réside surtout dans l'examen bactériologique du sang. Les capillaires de la plupart des organes contenaient de nombreux streptocoques qu'avaient déjà révélés, pendant la vie, l'examen du sang obtenu par piqûre et celui du sang des hémoptysies.

La constatation du streptocoque, faite dans le sang pendant la vie, et dans les organes après la mort, nous permet de considérer le microbe comme la cause de l'infection hémorragique et érythémateuse.

Chez cet homme, dont le terrain était préparé par une néphrite chronique et une tuberculose commençante, le streptocoque a dû pénétrer au niveau des tubercules pulmonaires pour déterminer l'infection hémorragique secondaire. Cette interprétation concorde avec des notions nouvellement acquises. On sait en effet que l'origine pulmonaire de l'infection hémorragique a déjà été démontrée par M. Babes et personne n'ignore, d'autre part, combien est fréquente la présence du streptocoque au niveau des lésions tuberculeuses du poumon.

Le streptocoque en déterminant une infection secondaire chez un homme atteint de tuberculose pulmonaire peut donc occasionner des hémorragies aussi bien que des suppurations.

(Widal et Thérèse. *Société médicale des Hôpitaux*, séance du 9 février 1894.)

Cette observation démontre également la possibilité d'une septicémie au cours du purpura rhumatoïde.

Ce sont là des faits précieux pour la théorie de l'infection.

Chemin faisant, en étudiant la symptomatologie, nous avons essayé de montrer combien la théorie infectieuse ressortait de l'étude de chaque phénomène. Il reste à citer l'argument le plus important : la fièvre, fièvre qui est peu violente, atteint rarement 38°,5 ou 39°, mais qui se retrouve dans les observations des différents auteurs. L'apyrexie au cours de la maladie n'aurait pu être invoquée contre notre théorie. Ne savons-nous pas que la diphtérie peut évoluer sans élévation de température ? Ne voyons-nous pas chaque jour des enfants succomber à l'affection qu'Aviraguet a décrite sous le nom de tuberculose chronique apyrétique ? Mais, certes, l'existence de la fièvre devient un argument essentiel en notre faveur. Or, Marfan admet une fièvre légère. Apert écrit que l'agitation fébrile peut être rendue manifeste par une certaine élévation de température. « La fièvre, dit Mathieu (thèse, page 36), est assez légère : elle atteint 38° à 38°,5 ». Enfin, le symptôme fièvre a paru assez important à Soyer pour qu'il donne comme titre à sa thèse : Œdème pourpré fébrile.

La présence de la fièvre, caractéristique de l'infection, est donc nettement établie.

La marche du purpura rhumatoïde est irrégulière. Elle se fait par poussées successives, souvent subintrantes. Tantôt, chaque poussée rappelle l'ensemble des symptômes observés, tantôt, un balancement se produit entre les phénomènes éruptifs et douloureux. De toute façon une durée de deux mois ne devra pas sembler extraordinaire. « Il est possible, dit Mathieu (article *Purpura* du Dictionnaire Dechambre), que la durée totale du purpura rhumatoïde comprenne des mois et même des années. Depuis un an nous observons un employé du chemin de fer de l'Est qui n'a cessé de présenter des pétéchies aux membres inférieurs. Au début, il y a eu des douleurs articulaires assez vives avec gonflement œdémateux ; depuis les pétéchies se montrent seules, parfois avec un peu de raideur des jointures ».

Complications.

Ce sont surtout des accidents infectieux. La néphrite hémorragique, que nous avons signalée aux symptômes, prend quelquefois une telle importance qu'elle devient une véritable complication, comme dans l'observation suivante qui a trait à un malade que nous avons pu suivre récemment dans le service de M. le Pr Grancher.

Cette observation, en dehors de l'importance qu'y prend la néphrite hémorragique, nous fait assister à l'évolution d'une endocardite aiguë au cours d'une attaque de purpura.

Purpura rhumatoïde. — Endocardite aiguë. — Infarctus suppuré du poumon. — Mort. — Autopsie.

Le nommé Louis R..., âgé de 12 ans, est entré, le 18 septembre 1899, à la salle Bouchut, lit n° 19, hôpital des Enfants-Malades, pour une affection caractérisée par des douleurs et une éruption de taches purpuriques.

Sa mère est morte de tuberculose.

Le malade a eu à 3 ans une attaque de rhumatisme — toutefois ce renseignement doit être tenu en suspicion, vu la rareté du rhumatisme articulaire avant la sixième année. — Il a eu la rougeole.

La maladie actuelle a débuté vers le 3 septembre. L'enfant a été pris de douleurs légères dans toutes les jointures. Puis ces douleurs se sont accentuées et ont nécessité, quelques jours avant l'entrée à l'hôpital, le repos au lit. En même temps, dans la nuit du 13 au 14 septembre, l'enfant s'est réveillé brusquement avec une douleur précordiale, des palpitations et de la dyspnée, mais ces phénomènes se sont rapidement atténués et ne se sont pas reproduits jusqu'à l'entrée dans le service.

Nous attachons une grande valeur à ces phénomènes qui selon nous manifestent, dès ce moment, l'existence d'une endocardite.

A son entrée le malade présentait, sur les deux jambes et au niveau des poignets, une éruption relativement discrète de petites taches planes, non prurigineuses, de 2 millimètres de diamètre environ.

Les articulations du cou-de-pied, du genou et du poignet sont douloureuses sans être tuméfiées. Deux faits attirent l'attention dans l'examen des viscères : l'urine est sanglante et sa teinte rouge est due à des globules de sang, comme le montre la centrifugation. Au cœur existe un souffle systolique à la pointe, indice d'une insuffisance mitrale, reliquat possible d'un rhumatisme antérieur.

Traitement : Repos au lit. Régime lacté absolu, chlorure de calcium, 3 grammes.

La température à l'entrée est de 38,8.

20 *septembre*. — T. 38°,6 le matin, 39° le soir. Apparition d'un frottement péricardique.

21 *septembre*. — Les symptômes persistent. Le frottement est plus intense.

22 *septembre*. — Les taches commencent à disparaître. L'enfant se plaint de son cœur. Le frottement s'atténue. Mais le pouls présente des irrégularités.

Teinture de digitale, 8 gouttes.

Trois ventouses scarifiées au-devant du cœur.

23 *septembre*. — T. 37,2 le matin, 37,3 le soir. Apyrexie. Amélioration de l'état général. Taches purpuriques au niveau des ventouses.

25 *septembre*. — L'enfant se montre inquiet. Le pouls est arythmique.

26 *septembre*. — Quoique la température reste normale on constate pour la première fois, au milieu du sternum, un souffle diastolique d'insuffisance aortique.

28 *septembre*. — Le souffle diastolique persiste.

29 *septembre*. — Légère aggravation de la néphrite hémorragique.

5 *octobre*. — Réapparition de frottements péricardiques à la base.

11 *octobre*. — L'enfant a été pris dans la nuit d'un point de côté à gauche, extrêmement intense. Il s'est réveillé dyspnéique, en proie à une crise de palpitations.

Le 11 au soir la température atteint 39,9, le cœur est affolé, les battements ne peuvent se compter et à l'auscultation de la base du poumon gauche, en un point que la percussion montre submat, on trouve du souffle et des râles crépitants.

12 *octobre*. — T. 38,2 39°. Légère hémoptysie. Les signes pulmonaires s'accentuent.

Du 12 au 16 octobre la température oscille entre 39,2 et 37,4. Les signes cardiaques et pulmonaires persistent.

17 *octobre*. — Bien que les urines ne soient plus sanguinolentes et que le foyer pulmonaire n'augmente pas, l'état génénal devient très mauvais. L'enfant, très pâle et très affaibli, peut à peine se retourner dans son lit.

Il meurt le 19 octobre.

Il faut noter que les taches purpuriques qui avaient disparu vers le 2 octobre ne se sont pas reproduites.

Autopsie. — L'autopsie est pratiquée trente heures après la mort.

Le sang du cœur, aspiré dans une pipette aussitôt après la mort, a été mis en culture par M. Zuber, chef de clinique.

Foie. — Présente sur toute sa surface des taches pâles; à la coupe il a l'aspect du foie gras.

Reins. — Pyramides très congestionnées, substance corticale très pâle, décortication normale.

Rate. — Un peu grosse.

Encéphale. — Rien de particulier.

Poumons: *Poumon droit*. — Adhérences de la plèvre et du péricarde, léger exsudat pseudo-membraneux à la base. Splénisation de la base.

Poumon gauche. — Hépatisation rouge de la base, petit foyer purulent ; en somme, aspect qui n'est ni celui de la pneumonie franche, ni celui des infarctus typiques.

Cœur. — La valvule mitrale est épaissie, scléreuse mais ne présente pas de lésions récentes. Sur les valvules sigmoïdes on trouve des végétations abondantes qui témoignent d'une endocardite en activité. Les valvules du cœur droit sont intactes. C'est à peine si la valvule tricuspide est légèrement épaissie. Le myocarde n'est pas hypertrophié. Il paraît légèrement pâle.

L'examen du sang du cœur, des végétations de l'aorte et du foyer pulmonaire ont révélé la présence du streptocoque pyogène. Cet examen est dû à MM. Zuber et Hallé.

S'il restait encore des doutes sur la haute gravité des néphrites au cours du purpura rhumatoïde, il suffirait de lire les deux observations de Moussons (*Revue des maladies de l'enfance*, 1891, page 62) qui nous montrent le passage de la néphrite à l'état chronique.

Notre premier malade est un enfant de 10 ans, qui fut amené la première fois dans nos salles, au mois de septembre 1889. Il s'agissait alors de douleurs articulaires remontant à quelques jours à peine. Elles n'avaient été précédées d'aucune éruption, d'aucune douleur à la gorge, elles n'occupaient que quelques jointures ; mais, celles-ci étaient un peu tuméfiées, douloureuse à la pression et pendant les mouvements. Il existait un état fébrile assez marqué ; on ne constatait aucun signe de lésion cardiaque. Après quelques jours de traitement par le salicylate de soude, nous pûmes signer l'exeat et nous inscrivions le diagnostic: rhumatisme polyarticulaire aigu.

Le 14 juillet l'enfant est repris, sans cause appréciable, d'accidents analogues ; la fièvre et les douleurs articulaires se montrent à nouveau. On nous le ramène (22 juillet). Nous reprenons la médication par le salicylate de soude (2 grammes par jour). Mais le 26 juillet, les urines contiennent du sang, nous suspendons le salicylate pour donner de la quinine et du lait. Le 28, apparaissent des troubles gastro-intestinaux, vomissements, gastralgie, coliques violentes. La quinine est abandonnée, les douleurs sont, du reste, très amoindries et il n'y a plus de fièvre. Le 29, apparaissent des taches pétéchiales sur plusieurs points du corps et, en particulier, aux membres inférieurs, où elles offrent une distribution assez symétrique. Le même jour, on assiste à deux hématémèses suivies d'un peu de sang dans les matières fécales. Pendant toute cette période, les urines continuent à être sanguinolentes et fortement albumineuses. Malgré nos remontrances, les parents retirent l'enfant de notre service (2 août).

Le 15 septembre, il y est reconduit une troisième fois. Nous apprenons qu'il est resté constamment malade depuis la dernière sortie. Il n'avait plus, il est vrai, été tourmenté par les douleurs articulaires, mais il était devenu bouffi de la face et des membres; la vue avait perdu de sa netteté et il avait été atteint à plusieurs reprises d'hématuries persistantes, contre lesquelles le médecin traitant avait eu recours à l'eau de Léchelle.

A son arrivée, l'enfant est œdématié, ses téguments sont décolorés, il existe un léger degré d'ascite.

La face, le dos des mains, le scrotum, sont particulièrement gonflés, nous n'apercevons aucune tache pétéchiale, il n'y a plus de sang dans les urines, mais elles contiennent une forte proportion d'albumine. Deux jours plus tard, le 17 septembre, les parents ayant appris que nous avons institué un régime lacté absolu viennent chercher le petit malade.

L'histoire de notre second malade, âgé de 10 ans, est plus instructive.

Lorsque cet enfant nous fut amené, le 5 juillet 1890, nous constatâmes de la douleur et de l'empâtement au niveau du genou droit ainsi qu'au niveau des deux poignets et des articulations tibio-tarsiennes. La sensibilité était assez vive pendant les mouvements; mais il n'y avait pas de rougeur des téguments. Nous apprîmes de ses parents, qui n'étaient ni l'un ni l'autre rhumatisants, que les arthropathies dataient de quelques jours à peine et que leur développement s'était accompagné de fièvre.

Ce n'était pas du reste la première fois que l'enfant était malade, et, au mois de mars dernier, il avait été également atteint de douleurs rhumatismales avec un état fébrile, le tout pendant 15 jours environ.

J'avoue que je crus tout d'abord à l'existence d'un rhumatisme polyarticulaire aigu. J'étais confirmé dans cette manière de voir par les signes trouvés à l'examen du cœur. On entendait, en effet, un souffle très net au niveau de la pointe, se prolongeant du côté de l'aisselle. Que ce souffle, indice d'une lésion cardiaque, fût récent ou établi depuis un certain temps, il m'était difficile de le dire, car la pointe battait dans le cinquième espace et une hypertrophie nettement constatable m'avait seule permis de trancher cette question ; mais, ce point laissé de côté, il n'en est pas moins vrai que ce souffle s'offrait à moi comme la preuve évidente de la nature rhumatismale des arthropathies présentes. Je prescrivis du salicylate de soude.

Cependant le 15, après une amélioration passagère, voilà que survient, sans fièvre, un retour des phénomènes douloureux articulaires accompagnés de troubles gastro-intestinaux, coliques, vomissements, diarrhée. Puis le lendemain des taches pétéchiales font leur apparition aux avant-bras et sur le dos des mains. Le même jour, on constate du mélæna. Le 17, les urines sont brûnâtres et on y reconnaît la présence du sang, les membres inférieurs se couvrent de pétéchies et de quelques ecchymoses sous-cutanées. Il y a de l'infiltration des paupières et de l'œdème malléolaire. Le salicylate avait été suspendu dès le 15. Je prescris le régime lacté absolu et, à partir de ce jour-là, les urines sont recueillies dans leur totalité. L'hématurie persiste avec des variations d'intensité journalières. La quantité des urines augmente un peu sous l'influence du lait, elle monte de 1,500 à 2,000 et même 2,500 grammes.

Malgré cette diurèse franchement établie, ces urines restent sanguinolentes jusqu'au 29. On ne pouvait admettre de la congestion rénale d'origine cardiaque, l'absence d'arythmie, le bon état du pouls, ne permettaient pas de croire à des phénomènes d'asystolie. L'hémorragie urinaire n'était que la conséquence du purpura hémorragique. Lorsque cette hématurie eut cessé, je m'aperçus que les urines étaient albumineuses ; elles ne devaient plus cesser de l'être. A partir de cette époque, c'est-à-dire à partir du commencement d'août, les accidents se perpétuent et cela avec une certaine monotomie. Pendant tout ce mois et pendant le mois de septembre l'enfant s'affaiblit de plus en plus, l'anasarque s'établit d'une manière définitive, l'œdème occupe les membres et les parois du thorax et de l'abdomen ; il présente ces variations, cette mobilité spéciales à l'œdème brigthtique.

Par deux fois même, il se produit des gonflements douloureux du front et du cuir chevelu rapidement dissipés. Les douleurs rhumatoïdes et les poussées pétéchiales se montrent à plusieurs reprises, mais ses retours s'effectuent sans fièvre, à l'exception d'un seul, les 28, 29 et 30 septembre. La température monte le soir à 39°,2, 39°,8, et 39°,6 pour redevenir normale le 2 octobre.

Nous notons à plusieurs reprises la présence de cylindres hyalins et de cylindres épithéliaux dans les urines. Sa mort a lieu le 20 octobre, précédée d'une grande diminution du liquide urinaire, d'abaissement de la température et d'accès de dyspnée. Elle semble due à des accidents urémiques.

A l'autopsie (1) nous constatons une infiltration œdémateuse généralisée du tissu cellulaire, une légère accumulation de sérosité dans les cavités séreuses thoracique et abdominale. L'examen du cœur permet de reconnaître les lésions classiques d'une endocardite portant sur la valvule mitrale. Les valves sont ratatinées, épaissies, déformées.

(1) Le cœur, les reins et les préparations histologiques ont été présentés à la Société d'anatomie et de physiologie de Bordeaux, séance du 1er novembre 1890.

Les deux reins sont à peu près égaux, comme volume ; le droit pèse 140 grammes, le gauche 150 grammes. La décortication s'opère facilement.

La surface de la coupe offre une teinte blanc jaunâtre, surtout au niveau de la zone corticale augmentée d'épaisseur. Ce sont toutes les apparences macroscopiques du gros rein blanc, sauf l'augmentation de volume qui est peu marquée.

L'examen histologique m'a permis de reconnaître les altérations d'une néphrite diffuse, c'est-à-dire portant sur tous les éléments de l'organe (glomérules, tissu conjonctif et appareil tubulaire).

Les glomérules sont inégalement frappés, beaucoup d'entre eux présentent une transformation fibroïde marquée, avec fusion des anses vasculaires ; sur tous, la capsule est fort épaissie, infiltrée de noyaux.

Il existe une périglomérulite très nette et des noyaux en abondance autour des vaisseaux et dans les espaces intertubulaires.

Les tubes contournés, dont un grand nombre sont dilatés, contiennent de nombreux cylindres hyalins colorés en rose par le carmin, leur épithélium de revêtement est abrasé, les cellules sont gonflées et très granuleuses, peu distinctes les unes des autres. Les déchets épithéliaux encombrent la lumière du canalicule. Sur des préparations traitées par l'acide osmique on constate, sur un très grand nombre de tubes, la dégénérescence graisseuse des épithéliums. Les anses de Henle et les tubes droits sont beaucoup moins altérés ; mais nombre d'entre eux sont gorgés de globules sanguins ; sur d'autres points il y a de petites hémorragies interstitielles.

Nous n'avons pas trouvé les réactions de la dégénérescence amyloïde.

(Moussons, *Revue des maladies de l'enfance*. 1891, p. 62.)

D'autre part, Faisans, dans son observation XV, a signalé la parotidite. Le malade, âgé de trente-six ans, présentait une attaque de purpura depuis un mois et les éléments éruptifs commençaient à s'effacer lorsque survint une douleur à l'angle de la mâchoire, avec trismus et gonflement inflammatoire de la région. Les jours suivants, les mêmes phénomènes apparurent, quoique moins intenses, au niveau de la parotide droite. Mais tandis qu'à droite les phénomènes s'amendèrent, à gauche l'ouverture du foyer dut être faite par M. le Dr Campenon et cela à trois reprises différentes.

De même Dicks Dilly, à la fin de sa première observation, signale le phlegmon sous-maxillaire parmi les complications possibles du purpura.

Enfin, on peut rapprocher des complications la contagion de la maladie. Cette contagion ne paraît pas admise par la majorité des auteurs. M. le Pr Hutinel a posé la question, mais les observations de Grüning, Pittway, Calton, Legendre et Étienne ne se rapportent pas à des cas de purpura rhumatoïde et la question ne peut être actuellement résolue que par la négative.

La gangrène dans le purpura rhumatoïde.

En étudiant la pathogénie, nous verrons que la théorie infectieuse comporte deux explications : selon que l'on admet que les taches ont pour cause une infection locale ou qu'elles sont dues à l'action sur les nerfs, des toxines sécrétées par les microbes.

Quoi qu'il en soit, il est impossible de séparer des cas de purpura rhumatoïde avec œdèmes l'observation suivante, due à Martin de Gimard, et dans laquelle un purpura rhumatoïde se termina par le sphacèle de plusieurs taches purpuriques et l'élimination de plusieurs points de la muqueuse buccale. Or, les travaux de Zuber et Veillon nous ont appris que le sphacèle est dû à des infections en général secondaires par les microbes anaérobies. Pour ne pas faire le diagnostic de purpura rhumatoïde, il faudrait, dans le cas présent, supprimer la première partie de l'observation, puisque du 22 septembre au 1er octobre, l'affection évolue avec des températures qui varient de 37°,7 à 37° en dehors de la poussée fébrile légère du début qui atteint 38°,3, — poussée fébrile initiale qui est la règle dans le purpura rhumatoïde. Voici l'observation de M. de Gimard :

Le nommé Henri, âgé de 14 ans, est amené le 22 septembre à l'hôpital des Enfants-Malades, salle Saint-Thomas, n° 26.

Il est orphelin ; son père est mort de la poitrine ; sa mère d'une maladie de cœur. N'a jamais été malade. Il est d'aspect robuste.

Depuis 9 mois, il apprenait le métier de brocheur à l'institution de l'abbé Roussel.

8 jours avant son entrée à l'hôpital, perte d'appétit ; douleurs dans les jambes et les mollets et trois jours après dans la région fessière droite.

Constipation, douleur au ventre. Au 3e jour de la maladie vomissements.

A son arrivée, les mouvements spontanés sont diminués. Œdème léger des membres inférieurs. Langue tremblante. Pas d'épistaxis ni aucune autre hémorragie. Ecchymose violette à la fesse gauche près du sillon interfessier, couvrant presque toute la région sacrée. Douleur à la pression.

A la partie extérieure du bras droit, deux ecchymoses jaunes et deux autres à la partie postérieure.

L'enfant nie être tombé ; il avoue avoir été battu, il y a 4 mois.

Rien au cœur ni aux poumons. Vomissements, diarrhée. t. s. 38°,3.

23 *septembre*.—Dans la nuit, taches purpuriques sur les fesses. Le soir, taches purpuriques au niveau du coude droit.

Pas d'hypertrophie du foie, ni de la rate. Pas d'albumine, ni de sang dans l'urine. P. 1/2 puls. Temp. rectale: m. 37°,5; s. 37°,7.

Les vomissements ont cessé et la diarrhée est moins intense. Selles noires, mais non sanglantes.

Traitement : perchlorure de fer 20 gouttes, extrait de quinquina, limonade sulfurique, 2 grammes.

Le 24. — Taches purpuriques plus accentuées, dimension d'une pièce de 1 franc.

Pas d'hémorragies par les muqueuses. Pas d'ecchymoses en serrant la peau. T. m., 37°,2. S. 37°,5.

Le 28. — État général bon. T. m., 37°,3. S. 37°,5. Un peu de diarrhée.

Le 29. — Premières taches disparues. Elevures rouges sur les deux bras. En avant de la rotule gauche, taches purpuriques. L'ecchymose du coude remplacée par une croûte noire.

Deux ulcérations sur la lèvre inférieure. — Aucune douleur aux articulations. T. m., 37°,4. S. 37°,8.

Le 30. — T. 37°,4. S. 38°,3, avec 102 pulsations.

1er *octobre*. — Nuit, hémorragie intestinale. Coliques. Vomissements verdâtres.

Traitement. — Glace sur le ventre et à l'intérieur.

L'examen du sang avec la méthode de Gram nous fait constater la présence de microcoques dans le sang recueilli.

Le 2. — A h. 1/2 nouvelle hémorragie intestinale. Vomissements verts.

Traitement. — Glace, injection d'ergotine. L'hémorragie s'arrête. Perchlorure de fer. T. m., 36°,5. S. 36°,8.

Le 3. — Taches purpurines sur la main gauche.

Taches ecchymotiques aux pavillons des oreilles.

La croûte du coude droit est remplacée par une escarre sèche. La luette est le siège d'un sphacèle.

Taches ecchymotiques sur le coude gauche. Ulcérations de la muqueuse de la lèvre inférieure sont devenues profondes.

Aspect adynamique du malade: Soif vive. T. m., 36°,6. S. 37°,5.

Le 4. — Vomissement vert. T. m., 37°. S. 37°,8.

Le 5. — Douleurs aux malléoles. Rien dans les urines. T. m., 38°. S. 38°,5.

Traitement. — Champagne glacé. Lavage de la bouche avec acide borique. Enveloppé les membres avec ouate salicylée.

Le 6. — Ventre tendu. Selles noires. — Champagne glacé, sulfate quinine. T. m., 38°. S. 39°.

Le 7. — Diarrhée. Selles fétides. T. 38°,6. S. 39°,4. — Bismuth 8 grammes. Champagne.

Le 8. — Délire. T. m., 38°,1. S. 38°,5.

Le 9. — Délire très marqué matin et soir. — Salicylate de bismuth, 10 grammes. Pas d'albumine. T. m., 38°,9. S. 39°,4.

Le 10. — Délire la nuit. Pas de diarrhée. Lavement ramène matières vertes. Urine : acide salicylique. On remplace le salicylate de bismuth par le sous-nitrate de bismuth, 2 grammes.

Au genou droit : 4 phlyctènes. T. m., 38°. S. 39°,9. 30 grammes de sulfate de quinine.

Le 11. — Gonflement des articulations du genou droit. L'escarre du coude droit est éliminé. Les ulcérations de la bouche s'améliorent. Soif vive. Rien au cœur. Pas d'albumine.

T. m., 38°,6. S. 38°,8.

Le 13. — Le délire a cessé. 3 selles avec un peu de diarrhée. Dilatation des pupilles, T. m., 38°,5. S. 39°,9.

Le 14. — Nuit mauvaise. T. m., 40°,2. S. 40°,1. — Sulfate de quinine, 1 gramme.

Le 15. — Abattement très grand. T. m., 40°,3. S. 37°,2.

Le 16. — Mort à 10 heures matin, 40°,2.

Autopsie. — Poumons congestionnés ; adhérences de la plèvre droite. Vaisseaux sous-pleuraux injectés des deux côtés. Sérosité sanguinolente dans le péricarde. Rien au cœur. Volume normal. Aorte, iliaque, rénales, troncs des mésentériques, radiales ne présentent aucune lésion après incision.

Le foie est jaunâtre et gras à la coupe.

Rate 140 grammes. Pancréas normal. Reins congestionnés.

Poids, rein droit 130 grammes ; rein gauche 135.

Les plaqnes de Peyer sont un peu tuméfiées.

Dans l'intestin grêle, on trouve des matières jaunes.

Pas de péritonite. Congestion des méninges. Pie-mère épaissie.

Congestion des méninges spinales.

Genou droit : pus grumeleux. Les ganglions mésentériques ont augmenté de volume.

(Martin de Gimard, *Thèse*, 1887, Obs. VIII, p. 86.)

Nous reviendrons sur la présence des microcoques dans le sang pendant la vie et après la mort.

CHAPITRE IV

PATHOGÉNIE ET ANATOMIE PATHOLOGIQUE

L'étude de la pathogénie du purpura rhumatoïde présente un grand intérêt, car les théories évoluent ici avec l'état de nos connaissances. A mesure que se développe l'étude du système nerveux, puis des microbes, puis des toxines, les tendances des auteurs se transforment, et, chaque fois qu'une théorie scientifique succède à une autre théorie, la pathogénie du purpura se déplace. En présence de ces variations, et comme nous devons considérer que bien des faits échappent à nos investigations, nous croyons qu'il faut observer dans cette étude beaucoup d'éclectisme.

La première théorie que nous trouvons nettement développée est celle qu'expose le Dr Couty, médecin stagiaire au Val-de-Grâce, dans les nos 36, 38, 39, 40 de la *Gazette hebdomadaire de médecine et de chirurgie* (1876). Couty étudie des cas de purpura dont l'évolution s'accompagne de douleurs rhumatoïdes et de troubles gastro-intestinaux. Il n'hésite pas à séparer ces faits de la maladie de Wehrlof et du purpura cachectique ou secondaire. Ainsi que Marfan l'avait observé en fixant définitivement la description clinique de la maladie, il remarque qu'il s'agit dans cette affection d'hémorragies multiples de la peau et des muqueuses; mais il a le tort de réunir à ces cas ceux qui, depuis, en ont été séparés sous le nom de purpuras infectieux primitifs, typhus angéiohématique, etc., et qui sont suivis de mort. Toutefois il indique que le purpura secondaire qui succède à la fièvre typhoïde, qui accompagne les lésions du foie, ne saurait être réuni avec les cas étudiés et il oppose à ce purpura, qui frappe des individus tarés, les cas qu'il a observés et où « le malade est atteint au milieu d'une santé parfaite ».

Les conditions étiologiques spéciales, la marche progressive du scorbut empêchent la confusion avec cette maladie.

Contre une angine rénale, malgré la présence d'accidents intestinaux, le siège varié et la marche erratique des œdèmes, Couty invoque avec raison l'absence d'albumine dans les urines, leur alcalinité constatée quelquefois. La diminution de l'urée lui semble provenir d'une origine nerveuse.

Les cas étudiés ont donc une pathogénie nerveuse et ici se manifeste l'influence des idées de Claude Bernard. Couty chercha d'abord à rattacher les phénomènes observés à une affection encéphalo-médullaire. Mais comme les fonctions encéphalo-médullaires des malades sont restées intactes, on ne peut admettre l'hypothèse d'une lésion centrale. Il se produirait certainement, si telle était la pathogénie, des troubles moteurs, paralytiques, etc.

D'autre part, les œdèmes cutanés observés se distinguent par leur variabilité des différents œdèmes d'origine centrale. En l'absence de tout indice de localisation, Couty se rejette sur le système sympathique dont l'action paraissait à ce moment si étendue.

Pour appuyer sa théorie nerveuse, Couty invoque l'autorité de Vallin qui, le premier, a insisté sur l'origine probablement neuropathique des accidents, puis il rappelle les travaux de Charcot et les crises gastriques du tabes. Les coliques saturnines ont une identité absolue avec les phénomènes douloureux du purpura. Or Vulpian a écrit : « C'est probablement à l'action du plomb sur les plexus solaires et les plexus intra-pariétaux qu'il faut attribuer la douleur si spéciale de la colique saturnine. »

Mais Couty veut aller plus avant. Il cherche à établir qu'il s'agit de l'excitation et non de la paralysie du grand sympathique. Les vomissements sont dus à une excitation. Car « ils ont toujours été bilieux, verdâtres ou jaunâtres et Vulpian a démontré expérimentalement que les vomissements bilieux sont dus aux violentes contractions antipéristaltiques, qui se communiquent de la première partie de l'intestin grêle aux voies biliaires et à la vésicule. »

La paralysie de l'intestin entraînerait du ballonnement du ventre et non sa rétraction. Elle serait donc contraire aux faits observés.

Couty s'appuie encore sur les expériences de Müller et Longet qui ont montré que l'irritation des plexus solaires, obtenue en touchant ces plexus avec de la potasse caustique, donne une excitation des mouvements intestinaux, sans distension ni diarrhée, tandis que leur section (Ar. Moreau) provoque une diarrhée abondante avec dilatation paralytique de l'anse intestinale correspondante.

Quant à la pathogénie de l'œdème, Couty renvoie aux leçons de Vulpian sur les vaso-moteurs. En s'appuyant d'autre part sur les travaux de Ranvier, il établit la théorie de l'œdème fluxionnaire par excitation du sympathique.

Reste à expliquer le purpura. Couty le rapproche des hématidroses neuropathiques que Parrot a analysés dans son « Étude sur la sueur du sang » (*Gaz. hebdom.*, 1859). Le cas que Widal a rapporté à la Société de biologie d'une femme qui fut atteinte de purpura en apprenant la mort accidentelle de son mari, lui semble ne pouvoir s'expliquer que par une influence nerveuse. Cependant il manque d'assurance pour conclure : « la pathogénie du purpura et des hémorragies viscérales est encore très discutée, dit-il, et si nous rattachons nos éruptions de purpura à une excitation du système vaso-moteur et non à une paralysie, comme Henoch-Laget, c'est parce que ces éruptions coïncident le plus souvent avec d'autres troubles, œdèmes et, surtout, crises intestinales qu'une irritation du sympathique peut seule expliquer ; c'est surtout parce que les phénomènes généraux présentés par les malades sont des phénomènes d'excitation et non de paralysie du système sympathique ».

En somme, la théorie sympathique exige pour l'explication du purpura une pétition de principe.

Avec la remarquable thèse de Faisans, la théorie pathogénique se transforme et à la théorie sympathique se substitue celle de l'action médullaire. De la lecture des observations et des travaux de Rendu, Testut, Laget, Faisans conclut que le purpura est d'origine nerveuse. Repoussant alors *a priori*, à cause de la généralisation des lésions et de leur disposition symétrique, une origine périphérique, il circonscrit la question : du système ganglionnaire ou du système cérébro-spinal quel est celui qu'il faut incriminer ? Mais tout d'abord, avant d'établir la théorie médullaire, Faisans pense qu'il doit combattre les affirmations de Couty qu'ont adoptée Oriou et Mathelin. « Or, dit Faisans, si nous nous en rapportons à nos observations, lesquelles répondent bien évidemment au type clinique visé par M. Couty, si nous nous en tenons surtout au cas que nous avons observé nous-même et qui est le plus caractéristique de tous, il nous est impossible de souscrire à cette manière de voir et la seule façon d'expliquer les faits est, à notre avis, d'admettre une lésion de la moelle ».

Pour établir cette théorie, l'auteur invoque : 1° la symétrie parfaite de l'éruption hémorragique ; 2° sa disposition régulière sur le trajet des branches nerveuses (?) ; 3° les troubles de sensibilité qui coïncident avec elle. Quant à la présence de l'éruption à la face, sur le territoire du trijumeau, elle indique que la lésion, dans ce cas spécial, a passé de la moelle au bulbe et à la protubérance pour atteindre la région du trifacial.

Ainsi se trouve expliqué pour l'auteur le principal symptôme de la maladie. Il lui sera aisé d'interpréter les autres. En effet, la présence de douleurs articulaires s'accorde très bien avec l'hypothèse d'une lésion de la moelle, ainsi que l'a soutenu Talamon dans son article : Des lésions osseuses et articulaires liées aux maladies du système nerveux (*Revue mensuelle de médecine et de chirurgie*, 1879) : Ce travail démontre avec la plus grande évidence que certaines affections médullaires peuvent se compliquer d'arthropathies aiguës, à forme inflammatoire, multiples, susceptibles de disparaître et de se déplacer, en un mot, fort analogues au rhumatisme.

En ce qui concerne la pathogénie des troubles gastro-intestinaux, Faisans triomphe aisément et la conception actuelle du tabes n'est pas faite pour détruire sa théorie sur ce point.

Les hémorragies intestinales même s'expliquent par une lésion de la moelle. « J'ai souvent, dit Vulpian, pratiqué des sections des parties supérieures de l'isthme encéphalique, très haut, au niveau de l'aqueduc de Sylvius et des tubercules quadrijumeaux ; j'ai fréquemment observé, dans ces circonstances, une dilatation plus ou moins marquée des vaisseaux abdominaux. Dans la plupart des cas, la muqueuse de l'intestin était rouge, violacée, couverte de mucus sanguinolent ; les chiens sur lesquels j'opérais avaient parfois des selles sanglantes. »

Enfin l'œdème sous-cutané que Couty rapporte à une lésion ganglionnaire peut s'expliquer par une lésion médullaire, en admettant peut-être l'intervention secondaire du grand sympathique.

Mais l'auteur ne considère pas encore la question comme résolue. S'il s'agit d'une altération de la moelle, deux points restent à déterminer : le siège et la nature de la lésion.

La constatation de troubles de la sensibilité, les accès

gastro-intestinaux et tout cet ensemble de symptômes vraiment nerveux qui rappellent ceux de l'ataxie locomotrice semblent indiquer qu'il s'agit d'une lésion du système postérieur de la moelle. Les ecchymoses tabétiques de Strauss sont même, à ce point de vue, à rapprocher des taches purpuriques.

Mais Faisans s'appuie surtout sur le rapprochement du purpura rhumatoïde et du typhus cérébro-spinal (ce qui n'est pas pour détruire la théorie infectieuse de la maladie). Il nous montre, avec M. le Pr Jaccoud, que dans cette affection l'éruption débute par les membres inférieurs, que, selon les épidémies, on a noté parmi les symptômes prédominants les troubles gastro-intestinaux consistant en vomissements bilieux et plus tard en diarrhée. Malgré les différences considérables d'intensité que les symptômes présentent au cours des deux affections, il est intéressant de remarquer que dans le typhus exanthématique, les altérations médullaires frappent surtout les cordons postérieurs.

Quant à la nature de l'altération, Faisans reste dans le doute. La mobilité et la variabilité extrême des symptômes, leur disparition en un point, suivie de retour offensif, leur apparition successive, tout porte à croire qu'il s'agit d'un processus congestif; mais la nature même du processus n'apparaît pas clairement.

La thèse de Faisans a donc le mérite d'instaurer la théorie nerveuse myélopathique du purpura. Les auteurs suivants vont se préoccuper de déterminer la nature de l'altération; mais avant de passer à l'analyse de leurs travaux, nous devons signaler la curieuse expérience de Gley et Mathieu qui, en 1887, à la Société anatomique, ont démontré d'une façon définitive l'apparition du purpura par lésion du nerf, sans lésion centrale. Ces auteurs, ainsi qu'ils l'ont déclaré à la séance du 22 juillet 1887, ont reproduit, à plusieurs reprises, l'expérience de Lewaschew sur l'irritation du sciatique. Lewaschew passait à travers le sciatique d'un chien une mèche imbibée de chlorure de sodium et obtenait ainsi des lésions artérielles semblables à celles de l'artérite chronique. Moins heureux que lui, Gley et Mathieu n'ont pas provoqué de lésions artérielles mais ils ont observé de petites hémorragies interstitielles, visibles seulement au microscope. Les préparations qu'ils présentèrent à la Société provenaient de la peau de la patte d'un chien qui avait subi l'opération le 8 février 1887 et fut sacrifié 9 jours après. « Dans le derme et dans l'épiderme, disaient ces auteurs, on peut sur certains points constater des amas de globules rouges disposés de façon à constituer de larges mailles ; on peut se demander si ce ne sont pas là des capillaires anastomosés très dilatés. Ailleurs il est bien évident qu'il s'agit d'une hémorragie interstitielle. En tout cas, il est des endroits où les capillaires sont extrêmement dilatés ; et, sur l'un d'eux, dont la paroi n'est pas appréciable, nous avons compté jusqu'à quinze à seize globules juxtaposés suivant le diamètre du capillaire. C'est probablement là un premier degré de la lésion dont l'hémorragie représente un degré plus avancé. Il s'agit en réalité d'un véritable purpura d'origine névropathique consécutif à une irritation expérimentale du sciatique ».

Cette expérience intéressante, jointe à la thèse de Faisans, détermine la possibilité de la production du purpura par atteinte de la moelle et des nerfs.

Comme nous le disions plus haut, il reste, même en adoptant les conclusions de Faisans et de Gley, à préciser l'agent susceptible de produire l'irritation des nerfs.

L'étude des opinions des auteurs, si elles nous confirment dans la théorie infectieuse du purpura rhumatoïde, ne nous semble pas pouvoir se concilier avec une interprétation unique.

En effet, deux mécanismes différents sont invoqués : pour les uns, la tache purpurique est le résultat direct d'une infection locale avec embolie microbienne ; pour les autres, et ils forment la grande majorité, la tache purpurique a pour cause l'irritation nerveuse produite par le microbe et sa toxine.

Malgré les nombreux examens, faits par différents auteurs, et qui notent l'absence de micro-organismes au niveau même de la tache, nous ne devons pas oublier que Martin de Gimard a publié un cas où il a observé des microbes au niveau de la tache.

Bien que la nature de ces microcoques n'ait pas été déterminée par des cultures et que l'observation ne repose que sur des coupes histologiques, il y a là un fait précis : la démonstration du purpura, par embolie microbienne, au niveau de la tache. Les quatre figures de la planche qui se rapportent à cette observation et qui nous présentent une coupe d'ensemble de la peau, puis des foyers inflammatoires au centre desquels on aperçoit des amas de microcoques, ne laissent aucun doute sur la valeur du fait rapporté.

D'autre part les travaux de Hayem et la thèse d'Oriou, qui ont décrit une endartérite spéciale, ne permettent pas de nier l'existence, dans certains cas, d'un processus infectieux local.

La lecture de l'ensemble des travaux porte à admettre le plus souvent la deuxième théorie, celle de l'action des microbes et des toxines sur le système nerveux, dont une réaction spéciale donnerait naissance au purpura.

Or la possibilité d'un purpura par toxines est démontrée par un ensemble de faits. Tout d'abord elle nous explique les résultats négatifs obtenus par l'ensemencement du sang (Apert, etc.). Les propriétés hémorragiques accordées par Kolb (1893) à son *bacillus purpuræ hæmorragicæ* et par Petrone (1887) à un microcoque ovalaire qu'il retira des viscères d'un purpurique, ne sauraient être acceptées sans contrôle. Au contraire les expériences de Sanarelli, publiées dans les *Annales de l'Institut Pasteur* (1894), les expériences de Charrin (*Bulletin de la Société de Biologie*, 1892, 7 et 14 mai) reproduisent expérimentalement le purpura par les toxines :

Au cours de recherches sur l'infection et l'intoxication typhique expérimentale, Sanarelli inocula 4 centimètres cubes de toxine typhique à un petit singe cercopithèque de 910 grammes. A partir de l'inoculation, chute progressive de la température, qui tombe de 39°,2 avant l'inoculation à 35°,8 le lendemain matin. « Le lendemain matin, sur toute la surface de la peau du ventre, du thorax et sous les aisselles, étaient apparues un très grand nombre de taches d'une couleur rouge hémorragique extraordinairement abondantes, surtout dans la région ombilicale et sur les côtés de la poitrine. Ces taches avaient la forme de roséoles, les unes assez petites et arrondies, les autres assez étendues, irrégulières, et tout à fait semblables à des taches hémorragiques sous-cutanées ». Quelque temps après, diarrhée sanguinolente, inertie, asphyxie, mort en hypothermie (30°) 31 heures après l'inoculation. Il est à noter qu'à l'autopsie, ce singe fut trouvé tuberculeux. « Tubercules miliaires dans les poumons et les glandes lymphatiques péritonéales. »

En injectant à des anguilles de la toxine pyocyanique, Charrin a provoqué, dans un certain nombre d'entre elles, l'apparition de taches rouges sous-cutanées, ne s'effaçant pas à la pression, offrant en un mot les caractères du purpura.

L'idée même de ranger le purpura rhumatoïde parmi les maladies infectieuses se présente, d'ailleurs, avec tant de force aux esprits que Mathieu, dans l'article du dictionnaire Dechambre où il soutient l'origine « herpétique ou rhumatismale » du purpura rhumatoïde — est obligé d'écrire que la fonction pathologique de la moelle s'accomplit à la suite de fatigues, d'auto-intoxications, d'intoxication et *peut-être même d'infection.* Mais, comme nous l'avons déjà dit, il ne peut poser le diagnostic entre le purpura rhumatoïde et le rhumatisme infectieux. C'est en effet cette conception de l'origine infectieuse qui s'impose. Dans la série des observations que relèvent Couty, Mathieu, Oriou, Apert, etc. presque toujours, au début, on note l'existence d'une maladie infectieuse, et, quand celle-ci n'est pas indiquée, on trouve les prodromes des états infectieux et leurs signes généraux. Puis le purpura rhumatoïde éclate, à un moment où l'organisme est débarrassé peut-être de l'infection vivante, mais où il subit encore violemment ses effets. Toutefois l'apparition possible de l'endocardite indique que le purpura reparaît assez souvent en pleine phase d'infection véritable.

N'est-ce pas ainsi que nous voyons éclater le rhumatisme de la blennorragie et des angines ? Il survient alors que l'angine, par exemple, a disparu et c'est un commémoratif, souvent difficile à préciser, qui nous sert à diriger notre jugement et nous évite de ne pas conclure à un rhumatisme articulaire aigu vrai.

D'ailleurs cette théorie de l'infection a déjà été formulée par Schwab, à propos de l'observation que nous avons eu l'occasion de citer. Schwab admet que l'hypothèse seule de l'infection peut expliquer complètement le cas observé. L'agent pathogène, sans doute le pneumocoque que le malade a cultivé dans sa plèvre, a élaboré des toxines qui ont agi sur les cordons postérieurs de la moelle de façon à y déterminer des lésions passagères. — Puis, dans une deuxième phase, ces lésions médullaires ont provoqué l'apparition des douleurs dans les membres, « et le purpura lui-même n'est que le résultat d'une dilatation angio-neurotique des capillaires de la peau, dilatation réflexe due à l'action des toxines sur les centres vaso-moteurs de la moelle. »

N'est-ce pas la même idée qui inspirait M. le Pr Hutinel lorsqu'il soutenait que tout purpura était infectieux, et, qu'entre la maladie de Werhlof et le purpura infectieux foudroyant, il y avait tous les degrés.

Le purpura rhumatoïde, maladie infectieuse, est simplement le degré moyen. Survenant pendant les infections ou immédiatement après, il apparaît comme un rhumatisme évoluant d'une façon spéciale : c'est un rhumatisme purpurique.

Mais alors deux questions vont se poser :

Y a-t-il un microbe spécial ?

S'il n'y a pas de microbe spécial, pourquoi dans certains cas des hémorragies se produisent-elles ?

Il est probable, bien que le fait ne soit pas absolument établi, qu'il n'y a pas de microbe spécial de purpura. Cependant, bien que Charrin ait démontré que tout microbe pouvait dans certaines conditions devenir hémorragique, il faut songer à la possibilité de l'association aux germes connus d'un microbe inconnu exigeant, dans sa coloration ou sa culture, des procédés spéciaux. Sous cette réserve, nous pouvons chercher les raisons du caractère hémorragique de l'infection chez quelques malades. Ces raisons, nous les trouvons, soit dans un coefficient personnel difficile à déterminer, soit dans les lésions plus ou moins prononcées des deux organes dont les affections produisent une tendance à l'hémorragie, c'est-à-dire du foie et du rein. Gaucher, dans un article de l'*Union médicale* (févr. 1895) a insisté sur le coefficient personnel. Apert, après Sortais, a mis en valeur le rôle du foie et du rein.

Le rein et le foie, dit Sortais, sont les principaux émonctoires de l'économie.

Le filtre rénal a pour fonction principale d'éliminer, non seulement les produits toxiques ordinaires de la désassimilation, mais encore tous les éléments nuisibles venus de l'extérieur, et l'on sait qu'assez souvent les micro-organismes divers des infections se retrouvent dans l'urine : pareils faits ont été constatés au cours du purpura lui-même : Lebreton (staphylocoque), Chantemesse (streptocoque).

Le foie, de son côté, arrête et transforme les alcaloïdes végétaux et animaux, ces derniers dus à la putréfaction des substances organiques.

Tant que les fonctions biliaire et urinaire sont intactes, ou à peu près, les poisons de l'organisme s'échappent au dehors. Mais, qu'il survienne une insuffisance hépatique, une insuffisance rénale, ou bien encore les deux à la fois, que va-t-il se produire? Le foie perd ses fonctions d'arrêt, il laisse passer dans le torrent circulatoire les toxines nombreuses qu'élabore le tude digestif « ce laboratoire de poisons » (Bouchard). Peut-être même, comme l'admet notre maître M. le Pr Teissier, exalte-t-il leur virulence au moins pour certaines d'entre elles. Le rein à son tour ne peut les rejeter qu'incomplètement au dehors, et il survient une véritable auto-intoxication complète de tout l'organisme. Les poisons retenus paralysent ou stimulent les centres vaso-moteurs ou sécrétoires de la peau qui devient le siège d'éruptions variées érythémateuses ou purpuriques.

Ce rôle capital des organes, aboutissant finalement à l'auto-intoxication, intervient dans toutes les variétés de manifestations cutanées, qu'elles soient toxi-infectieuses ou toxi-médicamenteuses.

« Aussi pouvons-nous dire avec M. Le Gendre, c'est toujours une insuffisance fonctionnelle, passagère ou durable, d'organes, capable d'influencer l'absorption ou l'élimination des poisons médicamenteux, des toxines microbiennes ou des déchets cellulaires (estomac, foie, rein) qui est l'occasion des érythèmes et autres dermopathies. »

En somme, l'influence du foie et du rein nous explique comment, en dehors du microbe spécifique, peut se produire le purpura rhumatoïde, forme du rhumatisme purpurique.

CHAPITRE V

DIAGNOSTIC

Dans l'étude du diagnostic il importe de distinguer le diagnostic avec les affections similaires, du diagnostic avec quelques affections qui, ne rappelant que de loin le purpura rhumatoïde, s'en rapprochent, dans certains cas, par l'exagération des symptômes de cette maladie.

Les nœvi vasculaires se reconnaissent aisément à leur origine congénitale.

Mais dans quelques cas l'obstruction intestinale, l'étranglement interne et les empoisonnements peuvent être simulés par le purpura rhumatismal. L'observation XIII de la thèse de Martin de Gimard s'applique à un cas de ce genre :

Le nommé G. Oscar, âgé de 19 ans, entre le 2 mars à la Pitié, salle Rostan, n° 6, service de M. le Dr Hutinel.

Père mort d'une maladie de cœur. Mère bien portante.

Pas de signes de scrofule. Bonne santé habituelle.

A Paris, depuis 2 ans, coiffeur jusqu'au 1er janvier 1887.

Jusque-là, n'a pas souffert de la misère.

Du 1er au 15 janvier est resté sans ouvrage ; a travaillé ensuite dans les écrins pour bijoux, où il gagnait peu.

A vécu plusieurs fois avec 4 ou 5 sous par jour.

S'est aperçu qu'il lui venait aux jambes des ecchymoses noirâtres.

Au mois de janvier, crampes d'estomac avec nausées ; il a même eu des vomissements bilieux le matin en se levant.

Les forces n'avaient pas diminué. Constipation habituelle. Ces douleurs d'estomac continuèrent même après le 15 janvier, lorsqu'il eut retrouvé de l'ouvrage. Appétit conservé.

Du 15 au 25 janvier, diarrhée non sanglante. Les maux d'estomac persistent. Perd l'appétit. Frissons de temps en temps. Peu de vomissements.

24 *février*. — Douleurs aux genoux, cous-de-pied, coudes, poignets. Les articulations enflèrent.

27. — Vomissements bilieux. Douleurs vives au niveau de l'estomac et dans le reste de l'abdomen. Après midi, taches rouges sur la face intérieure et supérieure de la cuisse gauche.

Plusieurs épistaxis. Pas de selles depuis dimanche.

Entre à l'hôpital le 2 mars ; pas de fièvre.

Le soir, éruption de taches rouges sur les jambes, au niveau des fesses. Peu sur le thorax.

Les genoux sont peu gonflés ; poignets douloureux.

Douleurs au ventre et à l'estomac. Vomit tout. Pas de selle.

Facies grippé. Yeux cernés. Abdomen rétracté.

3 *mars*. — Vomit de la bile. Rien au cœur. Rien dans la poitrine. Douleur à la fosse iliaque droite.

Le 4. — Douleurs abdominales aiguës. Vomit deux cuvettes de bile.

Le pouls est très petit, 110. Le soir, douleur moins vive au ventre. Soif ardente. Pas de selle. Ventre rétracté. Gargouillement dans la fosse iliaque. Foie : volume normal. Rate augmentée. Rien au cœur. Rien aux poumons.

Aspect de l'éruption purpurique.

A la partie supéro-externe de la cuisse gauche, taches purpuriques, lésion élémentaire au milieu : chaque tache a une papule saillante. Au centre, petit disque épidermique. Grosseur d'un grain de millet. En d'autres endroits, on voit sur certaines de ces taches des traces d'égratignures.

Au niveau de la paupière supérieure gauche, on constate une hémorragie interstitielle, coloration violacée, noirâtre des 2/3 externes de cette paupière.

A la cuisse gauche, tache jaune couleur de rouille.

Il existe quelques taches aux jambes, aux cuisses et sur les fesses. Grandeur pièce 5 fr. Presque rien au thorax. Rien à l'épaule. Éruption plus marquée au coude droit.

On fait une piqûre de morphine au bras droit. Au niveau, est apparu un gonflement douloureux. Au siège des poussées : hyperesthésie bien nette. Pas d'urine.

Traitement : champagne glacé, lavement purgatif.

Le 5. — Vomissements. Souffrances au genou droit. Selles rougeâtres la veille. Ventre moins rétracté.

Petites hémorragies rétiniennes à l'ophtalmoscope.

Traitement : 4 gouttes d'ergotine Yvon toutes les 2 heures.

Le 6. — Même état. Vomissements plus rares. Douleurs au genou et coude gauche.

Le 7. — Pas de vomissements. Articulations douloureuses. 3 selles après midi. Nuit bonne, pas de nouvelles poussées de purpura.

Le 8. — Nausées. Vomissements. Nuit meilleure. 3 taches purpurines.

Le 17. — On cesse l'alimentation. Champagne. Bomthose glacé. Limonade sulfurique.

Le 18. — Accidents cessent. Entre en convalescence.

(Martin de Gimard, *Thèse,* 1887, Obs. XIII, p. 105.)

De même Dircks-Dilly, dans sa thèse, a publié deux

observations où l'on a pu croire à un empoisonnement. L'observation III est extraite d'une note concernant deux cas de rhumatisme pétéchial, parue sous la signature du Dr Gibert, du Havre, dans la *Revue mensuelle* de Charcot et Chauveau. Un enfant de cinq ans est pris brusquement de vomissements alimentaires, puis bilieux, absolument incoercibles et comme, malgré l'existence de l'érythème, il n'y a pas d'état saburral des voies digestives, l'hypothèse d'un empoisonnement n'est écartée qu'en raison de l'étroite surveillance qu'ont exercée sur l'enfant sa mère et ses grands-parents.

Dans l'observation XIV, nous voyons, au cours d'une attaque de purpura rhumatismal, survenir des coliques intenses qui enlevèrent tout sommeil à l'enfant et nécessitèrent l'emploi du chlorhydrate de morphine. A ces coliques s'ajoutèrent des vomissements répétés et des évacuations alvines, mêlées à du sang, qui, d'ailleurs, n'était pas pur.

Ce sont là en somme des cas assez rares, et où l'observation clinique exacte permettra de trancher la difficulté.

Le diagnostic avec les purpuras nerveux se fait par l'examen même du malade et surtout par la marche de l'affection. On ne saurait établir une comparaison entre une affection nettement caractérisée au cours de laquelle survient accidentellement le purpura et une affection où le purpura guide, pour ainsi dire, l'évolution de la maladie.

Le diagnostic avec le scorbut peut présenter quelques difficultés. Lorsqu'on se trouve en plein foyer épidémique, il est rare qu'on puisse se laisser abuser; mais dans les cas signalés de scorbut sporadique, le diagnostic restera quelquefois délicat, soit qu'il s'agisse de scorbut ordinaire ou de ce scorbut des rachitiques que les publications de Marfan nous ont appris à connaître. Enfin l'épreuve du régime peut ne pas entraîner la conviction et cela de deux façons différentes, soit que l'affection n'obéisse pas au régime, soit qu'au contraire une guérison progressive vienne donner l'impression de la terminaison naturelle de la maladie. Hanot et Mathieu ont publié une observation où le diagnostic ne put être fait que parce qu'il s'agissait d'un prisonnier. Lasègue a inséré cette observation dans les *Archives générales de médecine* de 1871.

Il s'agit d'un marinier de vingt-cinq ans, détenu pendant cinq mois à Sainte-Pélagie et qui était soumis au régime ordinaire de la prison. Au commencement de janvier il éprouve des douleurs dans les jambes et, bientôt après, apparaissent des pétéchies sur les membres inférieurs. En somme, c'est là le début classique du purpura rhumatoïde et, dans l'étude des symptômes, nous avons signalé, avec observation à l'appui, cette apparition successive des douleurs et des pétéchies, quel que soit du reste celui de ces symptômes qui se présente le premier. Nous avons vu aussi que trop d'auteurs signalent l'œdème et l'ecchymose pour que l'apparition de plaques ecchymotiques aux jambes modifient le diagnostic. Mais voici que, sans qu'il y ait d'épistaxis ou d'autres hémorragies viscérales, vers la fin de février, les gencives deviennent douloureuses, gonflées, saignantes et les dents s'ébranlent légèrement. Ici le doute survient, et comme le changement de régime, le traitement spécifique alimentaire, produit une amélioration rapide dans l'état du malade, il faut admettre avec Lasègue qu'il s'agit d'un cas sporadique de scorbut. L'examen bactériologique du sang ne donnerait d'ailleurs, dans ce cas, aucun résultat. Dans un cas de scorbut sporadique observé dans le service de M. le Pr Hayem, Thiercelin et Rosenthal ont cultivé en culture aérobie et anaérobie le sang de leur malade : les cultures sont restées stériles.

Faut-il indiquer le diagnostic du purpura avec le « rhumatisme des sergents de ville ? » La question ne présente pas un grand intérêt. On sait que Lasègue se plaisait à désigner sous ce nom une affection professionnelle des sergents de ville qui survient dans des conditions bien déterminées. Après les veillées d'hiver, par les temps froids et surtout par la neige, sous l'influence du surmenage et de la fatigue et, sans doute, d'une cause encore inconnue, on voit apparaître chez eux des douleurs articulaires limitées aux pieds et aux genoux, douleurs que peuvent accompagner des poussées pétéchiales. En l'absence de tout signe spécifique, il semble impossible d'établir un diagnostic bien ferme, et, si les œdèmes, les coliques, les crises de gastralgie, de diarrhée et de vomissements démontrent dans ce cas l'influence médullaire, nous devons nous borner à constater qu'il s'agit d'un syndrome bien défini, sans vouloir lui assigner une place définitive.

Il nous reste à examiner la question la plus intéressante : les rapports du purpura rhumatoïde avec le rhumatisme articulaire aigu franc, généralisé et avec les purpuras infectieux et les érythèmes polymorphes.

Au sujet des rapports du purpura rhumatoïde et du rhumatisme, l'opinion des auteurs semble avoir évolué en deux phases : d'abord le purpura est considéré comme étant de nature rhumatismale, puis on établit une distinction complète entre le purpura et le rhumatisme vrai. Or, quelle que soit la réalité de l'indépendance du purpura rhumatoïde, il est certain que cette affection survient souvent chez des malades atteints antérieurement d'un rhumatisme articulaire aigu, lequel avait cédé au salicylate de soude.

Le rhumatisme aigu agit-il comme une infection banale ou comme une infection spécialement prédisposante ? Le doute s'imposera tant que la pathogénie exacte de cette maladie ne sera pas déterminée (Voir de Saint-Germain. Thèse, Paris, 1893), les articles d'Achalme dans les *Annales de l'Institut Pasteur* (1897), les articles de Thiroloix dans la *Gazette hebdomadaire* (1897), etc.)

Dans sa thèse, Ferrand (1862), étudie les exanthèmes du rhumatisme. Il conclut que les éruptions exanthématiques qui se produisent en dehors de l'attaque, à son début ou à sa fin, ne sont qu'une des variétés d'expression de l'infection rhumatismale et que « le rhumatisme ne saurait être considéré comme secondaire à tant de maladies diverses sans cesser d'être le rhumatisme ». Mais dans ces conditions le rhumatisme purpurique ne devrait pas plus exister que le rhumatisme scarlatin ou blennorragique. Ferrand, tout en constatant dans les antécédents ainsi que nous le signalions plus haut, la fréquence du rhumatisme vrai, établit nettement la distinction. Cette distinction se trouve également posée avec précision dans un mémoire de Rendu, publié dans les *Annales de Dermatologie* (1874-1875). (Observation XXXI).

Pour Martin de Gimard, le diagnostic du rhumatisme s'impose, si l'affection étudiée s'accompagne de l'ensemble des symptômes qui donne au rhumatisme articulaire aigu son existence propre : sueurs abondantes, intensité des phénomènes fluxionnaires du côté des jointures, complications fréquentes du côté du cœur et, surtout, action efficace du salicylate de soude. Nous faisons toutefois des réserves sur les complications endocardiques qui peuvent se rencontrer au cours du purpura rhumatoïde franc.

Au contraire, lorsqu'on se trouve en présence d'un malade qui n'a jamais eu de rhumatisme, que le purpura apparaît en dehors de tout refroidissement, quand il n'y a aucune sudation, que l'action du salicylate de soude est nulle, que les phénomènes articulaires coïncident avec les poussées purpuriques, qu'on constate une sorte de « couronne » de taches purpuriques autour de l'articulation malade, « il est impossible, ainsi que le dit Martin de Gimard, de ne pas admettre qu'il s'agit d'une simple localisation du processus morbide sur les jointures et non de la coexistence du rhumatisme ».

Nous nous rangeons d'autant plus volontiers à l'opinion de cet auteur qu'il admet, comme nous l'admettons nous-même, la prédisposition au purpura rhumatoïde, due aux attaques antérieures du rhumatisme vrai.

Dans ses articles de la *Revue des maladies de l'enfance* (1891), Moussons arrive à des conclusions analogues.

Les rapports du purpura rhumatoïde avec les purpuras infectieux sont plus difficiles à établir et ce qui prouve bien que la théorie de l'origine infectieuse du purpura rhumatoïde ne saurait être rejetée, c'est que toute distinction est artificielle, toute séparation factice.

Un des caractères les plus précis du purpura rhumatoïde est la présence de petites taches que les auteurs désignent sous le nom de pétéchies. Au contraire, les purpuras infectieux s'accompagnent de grandes taches ecchymotiques. Cette distinction est factice, comme les autres, et la *Revue médicale de la Suisse romande* a publié une observation que nous avons déjà citée, où un malade atteint de purpura rhumatoïde typique présenta, dans le cours de sa maladie, des symptômes cardiaques et de grandes taches purpuriques.

Oriou, dans sa thèse, publie une XIVe observation qui n'est pas moins intéressante. Il s'agit d'un employé de commerce qui fut atteint de purpura rhumatoïde. La maladie dura quarante jours et se termina par la mort. Or, l'observation nous donne les détails suivants : le 17 mars 1873, le malade ressent des douleurs rhumatoïdes et présente des pétéchies sur les membres inférieurs. Le 27, ces taches ont disparu, mais des ecchymoses apparaissent aux membres supérieurs, puis aux membres inférieurs, et cependant le 5 avril survient une poussée de taches papuleuses sur la cuisse. Ainsi nous voyons l'ecchymose accompagner la pétéchie et les phénomènes hémorragiques s'étendre aux membres supérieurs.

L'absence de fièvre du purpura rhumatoïde ne saurait pas davantage être considérée comme un caractère distinctif, puisque la fièvre existe, bien qu'elle soit, en général, légère.

Pour toutes ces raisons, Mathieu, Apert, Marfan admettent que la distinction est très difficile à établir et qu'il existe des « faits de passage » (Marfan).

Les auteurs qui veulent maintenir un diagnostic différentiel sont obligés de le fonder sur la bénignité du purpura rhumatoïde et la gravité des purpuras infectieux. Or, cette distinction est fausse, puisque le purpura rhumatoïde peut être mortel et que le purpura infectieux guérit souvent.

En résumé, cette étude du diagnostic nous amène à conclure ici, comme dans les chapitres précédents, qu'il faut réunir le purpura rhumatoïde aux purpuras infectieux et lui donner le nom de « rhumatisme purpurique ».

Il est encore bien délicat d'établir le diagnostic entre le purpura rhumatoïde et l'erythème noueux et l'erythème polymorphe. C'est là une question qui ne pourra être tranchée que par des recherches ultérieures. Bien que nous n'ayons pu nous faire sur ce point une opinion personnelle, il nous est permis de remarquer que tous les auteurs tendent à réunir les deux affections, après avoir constaté qu'il existe toutes les formes de passage.

C'est ainsi que nous avons eu l'occasion d'observer à la salle Parrot de l'hôpital des Enfants-Malades une fillette dont l'affection peut se décrire ainsi : fièvre légère 37°,5 à 38°, sur les jambes taches pétéchiales reposant sur des œdèmes durs, douleurs rhumatoïdes, légères. Ces taches hémorragiques ont été notées déjà par Faisans (observation XVII de sa thèse). « Elles sont toujours, dit-il, nettement limitées et présentent des teintes très diverses : rouge clair, rouge brun, bleu, bleu noir ». Dans certains cas ces taches peuvent dépasser sensiblement les dimensions de la pétéchie ordinaire et présenter un centimètre de diamètre.

Selon Mathieu, Duriau et M. Legrand ont émis une idée juste en rapprochant la péliose rhumatismale et l'érythème noueux, affections qui se présentent dans les mêmes circonstances chez des individus de constitution analogue, et dont les manifestations coïncident souvent chez le même malade.

M. le P[r] D'Espine, dans la *Revue médicale de la Suisse Romande* (1892), affirme l'affinité pathologique du purpura rhumatoïde avec l'érythème polymorphe. Il cite une planche de l'Atlas de Hébrâ, où un cas d'érythème polymorphe ressemble, à s'y méprendre, au cas de purpura rhumatoïde qu'il décrit. Entre les observations de Cénas (*Loire Méd.*, 15 décembre 1866) où l'érythème polymorphe s'accompagne d'œdèmes blancs pseudo-phlegmoneux et les cas de purpura rhumatoïde avec œdèmes il ne saurait en effet exister de limites. « Notre observation, ajoute d'Espine, est une nouvelle preuve de l'identité nosologique du purpura « rheumatica » de Hénoch, avec l'érythème polymorphe. Tandis qu'au début les poussées étaient franchement purpuriques, à mesure que la maladie approchait de la convalescence, la nature hémorragique des efflorescences était moins nette et nous avons observé à certains endroits des nodosités rappelant l'érythème noueux et dans d'autres l'érythème annulaire ». D'Espine se rallie à l'opinion que Mathieu soutient à l'article purpura du dictionnaire Dechambre sur les relations très étroites du purpura et de l'érythème polymorphe, « mots différents si l'on veut mais appartenant à une même phrase pathologique ».

Faut-il conclure de là que l'érythème polymorphe est également de nature infectieuse? Probablement, et le cas de contagion observé par Lannois (*Annales de Dermatologie,* mai 1892) vient à l'appui de cette idée.

CHAPITRE VI

TRAITEMENT

Le traitement du purpura rhumatoïde ne saurait être que symptomatique, puisque l'agent de la maladie est inconnu. Repos au lit prolongé, de façon à éviter les rechutes, antipyrine et quinine à petites doses, enveloppement des membres pour lutter contre la douleur, ne sont là que de simples moyens palliatifs. La seule médication un peu spéciale qu'on puisse être amené à employer est la médication par le chlorure de chaux, telle que l'a indiquée Trémolières dans une thèse récente (1898). On pourra prescrire $0^{gr},50$ à 2 grammes de chlorure de chaux par jour en utilisant la formule suivante :

Chlorure de calcium cristallisé. . . .	2 grammes.
Sirop de sucre.	30 —
Eau.	90°

A prendre par cuillerées à soupe dans les 24 heures.

CONCLUSIONS

I. — L'étude du purpura rhumatoïde au point de vue clinique, étiologique et pathogénique, démontre la nature infectieuse de la maladie.

II. — Cette démonstration repose essentiellement sur :

a) L'apparition du purpura rhumatoïde au cours d'infections ou à la suite de maladies microbiennes.

b) L'existence de la fièvre.

c) L'existence d'endo-péricardite aiguë, fébrile au cours de la maladie.

d) L'impossibilité d'établir une différence avec le purpura infectieux et, surtout, avec la forme rhumatismale de ce purpura.

III. — Le purpura rhumatoïde doit donc être réuni à la forme rhumatismale du purpura infectieux sous le nom de rhumatisme purpurique.

IV. — La classification des purpuras primitifs, remaniée, comprend donc :

1° La maladie de Werlhof;

2° Le purpura par absorption de produits chimiques toxiques ;

3° Les purpuras infectieux comprenant le rhumatisme purpurique (ancien purpura rhumatoïde et forme rhumatismale du purpura infectieux).

CHARTRES. — IMPRIMERIE DURAND, RUE FULBERT.